Christiane Hagemann   ·   Michael Werner   ·   Annette Bopp
Vitaleurythmie

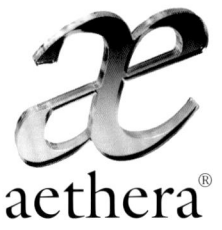

aethera®

die heilenden Kräfte im Menschen stärken,
die Bildung des eigenständigen Urteils unterstützen,
die Initiativbereitschaft von Patienten und Verbrauchern fördern.

Über dieses Buch: Fehlt Ihnen die Energie, um Ihr tägliches Pensum zu bewältigen? Fällt es Ihnen schwer, sich im Alltag gegenüber Ihrer Umgebung abzugrenzen? Können Sie nicht gut loslassen? Haben Sie das Bedürfnis, sich zu entspannen – oder brauchen Sie vielleicht etwas, das Sie belebt? Können Sie sich nur schwer auf neue Situationen einlassen? Treibt Sie Ihr selbst auferlegter Perfektionismus immer wieder zu Höchstleistungen an, die Sie langfristig erschöpfen?
In diesen und vielen anderen Fällen kann Ihnen Vitaleurythmie helfen, zu sich selbst zu finden und belastenden Situationen gewachsen zu sein.

Christiane Hagemann · Michael Werner · Annette Bopp

Vitaleurythmie

Das Anti-Stress-Programm für den Alltag

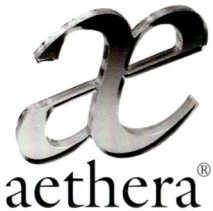

aethera®

Wichtiger Hinweis:

Vitaleurythmie und die dazugehörigen Übungen sind salutogenetisch orientiert, nicht therapeutisch; sie dient dem allgemeinen Wohlbefinden. Dieses Buch vermittelt die Grundlagen der Vitaleurythmie als Anti-Stress-Methode, ersetzt jedoch nicht eine eurythmisch-fachliche Anleitung.

ISBN 978-3-8251-8009-6

aethera® ist ein Imprint des Verlags Urachhaus, Stuttgart
Landhausstraße 82, 70190 Stuttgart
www.aethera.de

Inhalt

Vorwort

Mit großer Freude begleite ich die Drucklegung dieses Buches! Mit ihm ist etwas fast unmöglich Erscheinendes verwirklicht worden – denn wie kann Bewegung, wie können Erlebnisse von Bewegung beschrieben werden? Mehr noch: Wie kann man Bewegungen anleiten und Erlebnisse so beschreiben, dass der Leser damit arbeiten kann? Das scheint mir hier aufs Feinste gelungen zu sein!

Ein zweites, ebenso schwieriges und hier erfrischend gut gelöstes Unterfangen ist es, über das Phänomen Stress so zu schreiben, dass man sich als Leser nicht mit dem erhobenen Zeigefinger belehrt fühlt. Dass einem nicht die eigenen Unzulänglichkeiten in der Lebensführung vorgehalten werden, sondern dass man Lust bekommt, seine Gewohnheiten zu hinterfragen und sich neu zu positionieren.

Als Drittes freue ich mich über die in diesem Band erfahrbare eigenständige Weiterentwicklung der Eurythmie. Rudolf Steiners Lautbeschreibungen werden hier ganz spezifisch für den salutogenetischen Zusammenhang neu moduliert und fokussiert. So wird eine klare Zielrichtung erlebbar.

Die langjährige Praxiserfahrung der Autoren wird so einem breiten Publikum zugänglich gemacht und kann auch als ein aktueller Beitrag zu gesellschaftlichen Fragen, die uns alle etwas angehen, verstanden werden.

So wünsche ich diesem Buch zur Vitaleurythmie ein interessiertes und aufgeschlossenes Publikum und jeder Leserin / jedem Leser viel Freude an der Entdeckung der Vielseitigkeit und Aktualität dieser Bewegungen.

Im Oktober 2015   *Prof. Stefan Hasler,*
Leiter der Sektion für Redende und Musizierende
Künste am Goetheanum in Dornach (Schweiz),
ehemaliger Fachgebietsleiter Eurythmie und
Prorektor an der Alanus Hochschule, Alfter

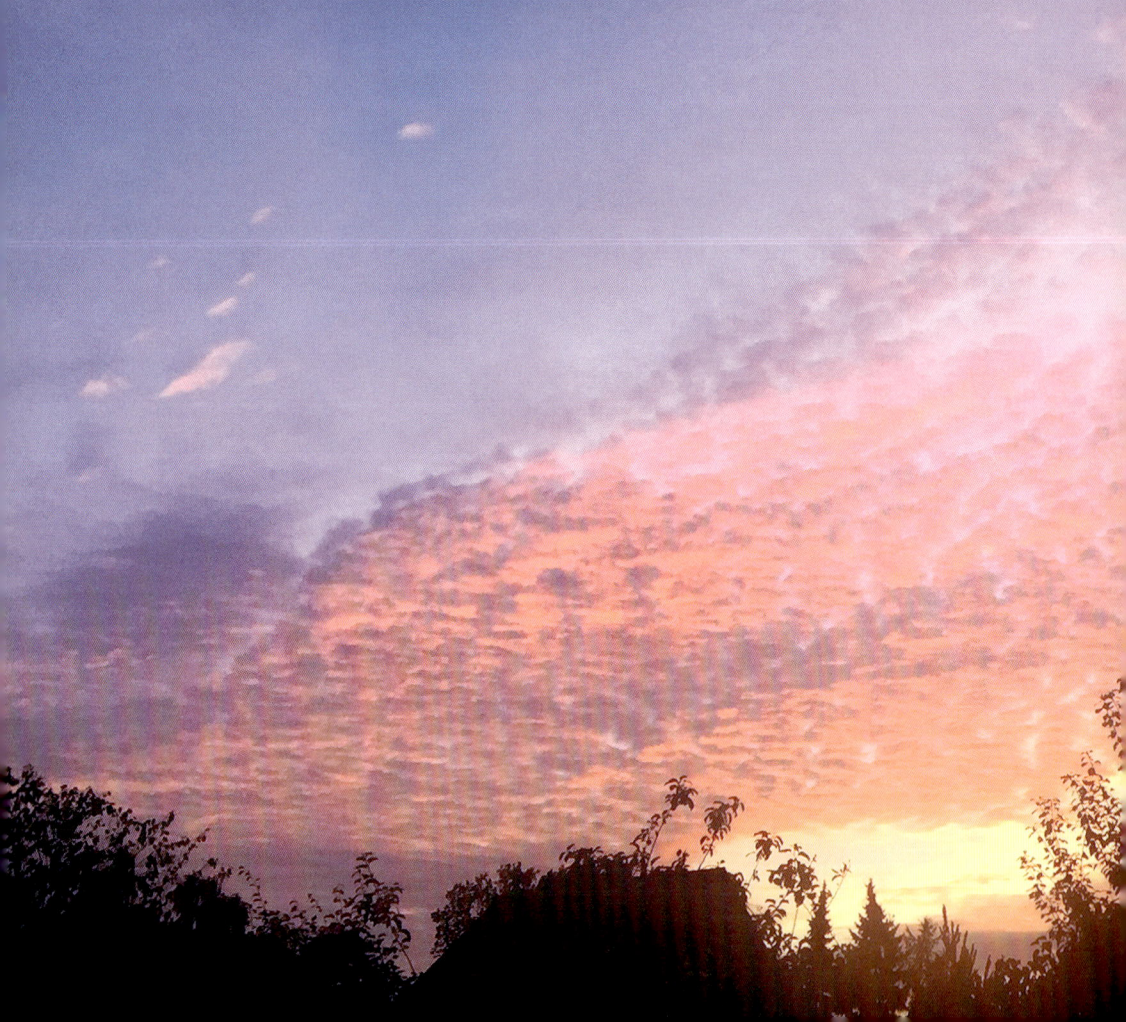

Das Glück außerhalb von uns zu suchen,

gleicht dem Warten auf Sonnenschein

in einer nach Norden gelegenen Höhle.

Tibetisches Sprichwort

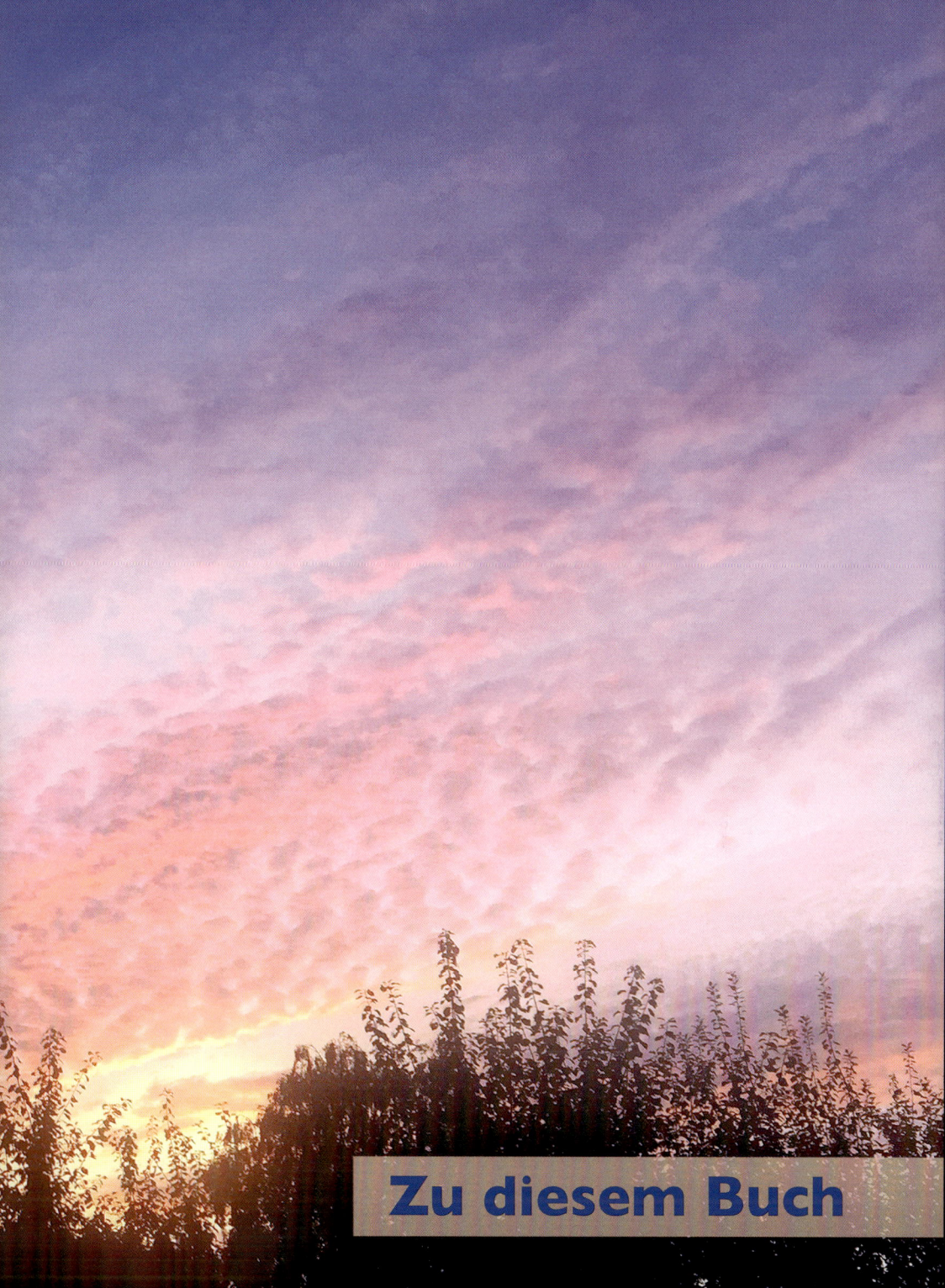

Zu diesem Buch

I n den vergangenen hundert Jahren hat sich das Tempo in unserem Alltag rasant beschleunigt. Alles geht schneller und immer noch schneller:

*unser Alltag hat
sich verändert*

Sich-Fortbewegen, Reisen, Einkaufen, Kommunizieren, Organisieren.[1] Das
hat durchaus etwas für sich, ist aber auch mit einigen Problemen verbunden:

- Zwischen 2004 und 2010 hat sich die Anzahl der Krankschreibungen
  wegen Erschöpfungssymptomen verneunfacht.[2]
- 2011 fielen 59 Millionen Krankentage wegen psychischer Belastung an.[3]
- Von 17.500 befragten Arbeitnehmern klagen 52 Prozent über Termin-
  und Leistungsdruck. 43 Prozent sagen, ihr Arbeitsstress habe in den
  letzten Jahren zugenommen. Fast jeder fünfte fühlt sich überfordert.[4]
- Etwa ein Drittel der Bevölkerung in Deutschland gilt als schwer erschöpft.
  Das entspricht annäherungsweise auch den Zahlen, die die WHO für
  Europa erhoben hat (26 Prozent der Krankschreibungen beruhen auf
  psychischen Störungen).[5]
- Zwischen 2003 und 2012 hat sich die Anzahl der verordneten Tages-
  dosen (DDD) an Antidepressiva von 600 Millionen täglich auf 1,3 Mil-
  liarden mehr als verdoppelt.[6]

Es ist offenkundig: Körper, Seele und Geist können mit den Anforderungen
kaum noch Schritt halten. Es wird immer schwieriger, Beruf, Familie und
eigene Bedürfnisse oder auch die eigene Weiterentwicklung unter einen Hut
zu bekommen, ohne sich dabei vollkommen zu erschöpfen.

Was also tun, damit es nicht so weit kommt? All die Ratschläge, kürzerzu-
treten, sich mehr Zeit zu nehmen, sind ja gut und schön, aber die Umsetzung

*das Problem
der Umsetzung*

scheitert meistens an der Macht des Faktischen. Wie oft fassen wir an Silvester
den guten Vorsatz, im neuen Jahr wirklich mehr für uns selbst zu sorgen, einen
Abend in der Woche zum Entspannen frei zu halten, einen Yoga-Kurs zu
besuchen, täglich spazieren zu gehen, eine Dauerkarte fürs Fitness-Studio zu
kaufen, sich mit Freunden zum Sport zu verabreden und was der Pläne sonst
noch so sind. Und wie oft sind all diese Pläne schon im Februar, spätestens im
März, Schall und Rauch? Anderes hat dann doch wieder Priorität, erscheint
wichtiger. Und alles bleibt beim Alten.

Es hilft nichts: Ohne Eigeninitiative wird sich nichts ändern. »Es gibt nichts

Gutes, außer man tut es«, sagte einst der Schriftsteller Erich Kästner. Wie recht er hat.

Deshalb heißt das zentrale Anliegen dieses Buches: Tun Sie etwas für sich! Übernehmen Sie Verantwortung für sich selbst. Warten Sie nicht auf ein Wunder – es wird keines geschehen!

Diese Einsicht war eine wesentliche Triebfeder, das Konzept der Vitaleurythmie als Anti-Stress-Methode zu entwickeln und in diesem Buch nachvollziehbar zu machen. Der Ursprung dafür reicht allerdings recht weit zurück – bis in die Zeit der Atomkatastrophe von Tschernobyl im April 1986. Damals wurde gefragt, ob es Übungen aus der Eurythmie gäbe, die die Lebenskräfte der Menschen und auch der Erde stärken könnten. Aus diesem Impuls heraus entstand ein Kurs, dessen Teilnehmer sich wöchentlich trafen, um spezielle Übungen mit diesem Ziel zu erarbeiten. Diesen Kurs gibt es bis heute. Ironie des Schicksals: Kurz vor dem 25-jährigen Jubiläum ereignete sich die Katastrophe von Fukushima. Ein Grund mehr, an diesem Thema weiterzuarbeiten.

Ursprung der Vitaleurythmie

Wir denken, dass Vitaleurythmie heute eine wichtige Möglichkeit darstellt, unter den gegebenen Lebens- und Arbeitsbedingungen gesund zu bleiben. Weil sie dazu beiträgt, in all der Hektik und Überforderung des Alltags Inseln der Ruhe zu finden, in denen wir Vitalität zurückgewinnen, Kraft schöpfen, Gelassenheit tanken, uns neu zentrieren können. Weil Vitaleurythmie nicht nur äußerlich in Bewegung bringt, sondern auch innerlich. Weil sie unser Fühlen, Denken und Handeln aktiviert.

eine Möglichkeit, gesund zu bleiben

Damit stärkt sie die Vitalität auf vier Ebenen:

- körperlich – durch sanfte und wohldosierte Bewegungsübungen für Wohlbefinden und Regeneration, für die Pflege der Beweglichkeit und Koordination,
- energetisch – weil die eurythmischen Bewegungen mit den Lebenskräften korrespondieren und Vitalität aufbauen, was die Seele indirekt beruhigt,
- seelisch – weil das dabei erzeugte Wohlbefinden für innere Ausgeglichenheit sorgt und zu mehr Ruhe verhilft,
- geistig – weil das Ich angesprochen und die Eigenkompetenz angeregt wird.

Wirkung auf vier Ebenen

Vitaleurythmie ist so wirksam, weil diese vier Ebenen den Menschen ausmachen. Sie ist ein ganzheitliches Kompakt-Konzept, das sich jedem Alltag anpasst, niemanden über- oder unterfordert und unmittelbar nachvollziehbar ist.

Bewegung, Entspannung und Achtsamkeit

Vitaleurythmie verbindet Bewegung mit Entspannung und Achtsamkeit, innerlich wie äußerlich. Sie beruht jedoch nicht auf asiatischen Traditionen, sondern hat mit der Eurythmie eine in Europa verankerte Grundlage und wurde für heutige Bedürfnisse von uns als Anti-Stress-Methode weiterentwickelt.

Mit Vitaleurythmie bekommen Sie ein Instrument in die Hand, das Ihnen helfen kann, ein zufriedeneres Leben zu führen:

- Sie sind nicht mehr ein Spielball äußerer Zwänge, die zu immer mehr Hektik führen, sondern Sie nehmen selbst wieder das Steuer in die Hand, mit dem Sie Ihr Lebensschiff lenken.
- Sie finden heraus, welche Antreiber Sie immer wieder in den Stress peitschen, ohne dass Sie es wollen.
- Sie lernen, was für Sie Stress ist und wie Sie gegensteuern können.

Selbstwirksamkeit

Selbst wenn sich äußerlich vielleicht erst mal kaum etwas an Ihrem Leben ändert, so ist doch innerlich spürbar: Sie tun etwas für sich. Sie kommen mit sich in Kontakt und erleben Selbstwirksamkeit. Vitaleurythmie gibt Ihnen das Werkzeug in die Hand, Ihre Kraftquellen jederzeit abrufen zu können, Ihre schlummernden Ressourcen zu entdecken und zu wecken. Für sich. Für Ihr Leben.

Vitaleurythmie hilft auch Teams und Organisationen, sich gegenseitig besser wahrzunehmen, einander zu verstehen, an einem Strang zu ziehen, auf einer neuen Ebene miteinander Erfahrungen zu machen. Für ein gemeinsames Projekt. Für ein gemeinsames Ziel.[7]

Seit 2014 wird Vitaleurythmie an der Alanus Hochschule in Alfter als Zertifikatsweiterbildung angeboten.

Noch eine Anmerkung in eigener Sache: Hin und wieder wurden wir in den vergangenen Jahren von Kollegen darauf angesprochen, dass Vitaleurythmie »im Grunde keine Eurythmie« sei, weil wir »nicht mit Gedichten und Musikstücken arbeiten« würden und unsere Gesten »nicht raumgreifend genug« seien. Darauf kommt es uns allerdings auch gar nicht an – für uns steht die Wirksamkeit der Übungen im Vordergrund und nicht eine nach außen gerichtete Ausdruckskraft. Es geht darum, Erlebnisräume zu eröffnen und darin eigenes Wahrnehmen und Erfahren zu ermöglichen.

Erlebnisräume eröffnen

Gebrauchsanweisung für dieses Buch

Bevor Sie anfangen zu lesen, machen Sie doch bitte erst einmal eine kleine Übung:

Gehen Sie zwei Minuten lang in Ihrem eigenen Tempo durch den Raum, in dem Sie sich gerade befinden.

Sie werden sich vielleicht fragen, was hat das mit Vitaleurythmie zu tun? Sehr viel. Sie haben etwas für sich getan. Sie haben sich Zeit genommen. Nur für sich. Einfach so. Und Sie haben damit Ihren Alltagstrott unterbrochen. Sie haben sich bewegt.

den Alltagstrott unterbrechen

Bevor Sie weiterlesen, schließen Sie bitte die Augen und spüren Sie nach, wo Sie Ihr Körpergewicht wahrnehmen. Am Gesäß? An den Oberschenkeln? An den Füßen? An welchen Stellen haben Sie Kontakt zum Stuhl oder Sessel?

Damit haben Sie das zweite Element der Vitaleurythmie kennengelernt: die Achtsamkeit. Vitaleurythmie verbindet geführte Körperbewegungen mit innerer Achtsamkeit. Jeder, der Vitaleurythmie macht, erfährt im Bewegen unmittelbar etwas über sich selbst, spürt die Wirkung auf das Befinden sowie vielfältige Interaktionen beim Lauschen auf das Körpergefühl. Dadurch unterscheidet sich Vitaleurythmie von stereotypen Bewegungsabläufen, wie man sie aus dem Sport kennt (Joggen, Schwimmen, Fahrradfahren, Fitness-Studio).

Achtsamkeit

Bevor Sie weiterlesen, stellen Sie sich bitte einen Kurzzeitwecker auf zwei Minuten. Dann schließen Sie die Augen und sprechen innerlich das Wort »Radiergummi« (oder das Wort für einen anderen beliebigen alltäglichen Gegenstand) vor sich hin, wie ein Mantra. Nur diese zwei Minuten lang, bis der Wecker klingelt.

Vermutlich sind auch bei Ihnen schon nach wenigen Sekunden die Gedanken von diesem Begriff abgedriftet, und etwas anderes hat sich davorgeschoben. Diese Unruhe zu bezwingen und eine Zeit lang bei der Stange zu bleiben, sich auf etwas zu konzentrieren und dabei zur Ruhe zu kommen, gehört ebenfalls zum Konzept der Vitaleurythmie.

Konzentration und Ruhe

bewusste Ausein-
andersetzung mit
Stressverhalten

Denn Bewegung alleine reicht nicht aus, um den Umgang mit Stress zu verändern. Es braucht zusätzlich die Elemente der gerichteten Aufmerksamkeit und der Reflexion sowie die bewusste rationale Auseinandersetzung mit unserem individuellen Stressverhalten und seinen Ursachen.

Bevor Sie weiterlesen, wollen wir Sie jetzt fragen: Haben Sie die drei Übungen, um die wir Sie gebeten haben, tatsächlich gemacht? Oder haben Sie gedacht: Mir doch egal, ich will jetzt erst mal lesen.

Es ist kein Problem, wenn Sie einfach weitergelesen haben. Diese Übungen sollten Ihnen nur unmittelbar nachvollziehbar machen, welche Elemente zur Vitaleurythmie gehören. Die nächsten Kapitel vermitteln nun die Grundlagen, was Vitaleurythmie ist, will und kann.

Übrigens: Die wichtigsten Übsequenzen der Vitaleurythmie haben wir als Video-Clips aufbereitet. Sie finden diese Clips entweder auf unserer Homepage unter www.vitaleurythmie.de oder ganz einfach, indem Sie die QR-Codes scannen, die wir ab Seite 88 neben den jeweiligen Übungen eingesetzt haben. Der hier eingesetzte QR-Code führt zu dem Video, das alle Clips in einem Film zusammenfasst.

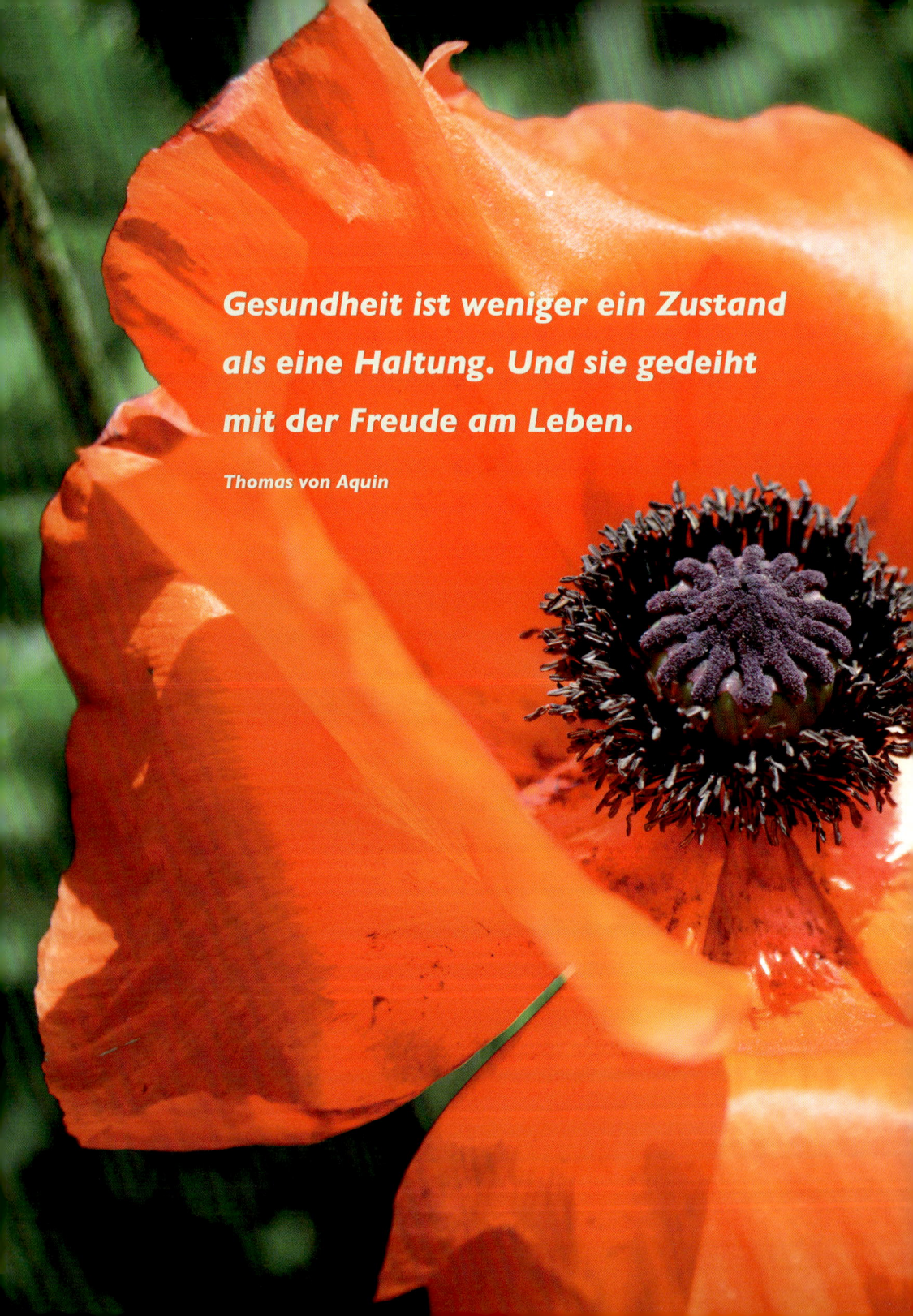

Gesundheit ist weniger ein Zustand als eine Haltung. Und sie gedeiht mit der Freude am Leben.

Thomas von Aquin

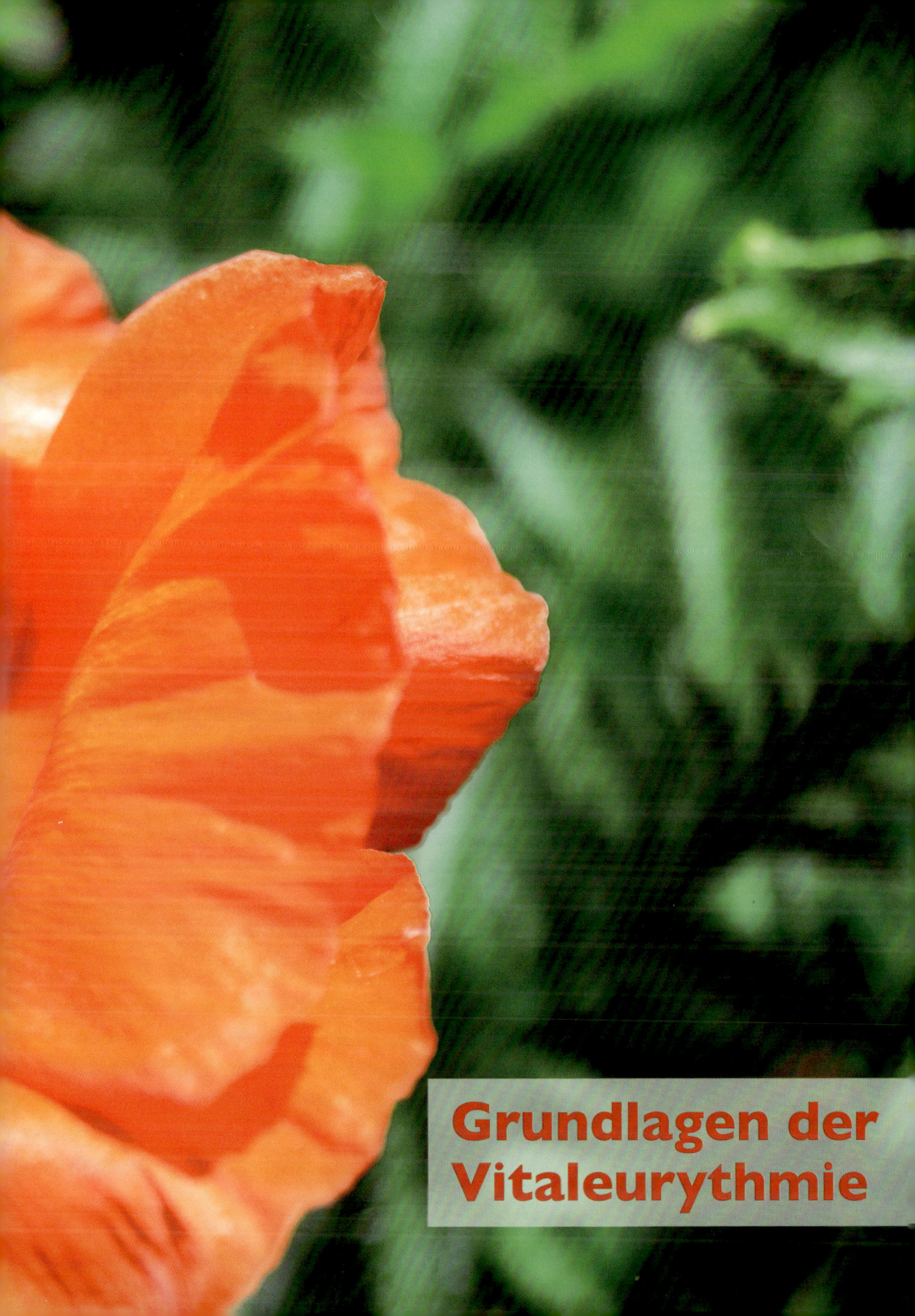

Grundlagen der
Vitaleurythmie

Vitaleurythmie leitet sich aus der Eurythmie ab. Sie verwendet und betont deren Grundelemente und macht sie »alltagstauglich«. Gleichzeitig ergänzt sie sie um Elemente zur Selbstführung, mit denen wir uns im Alltag besser abgrenzen, entspannen, unsere Leistungskapazität steigern und / oder Teamprozesse anregen und unterstützen können. Sie ist eine erlebnisaktivierende Methode, die sich auf verschiedene Themen adaptieren lässt, diese mithilfe von Bewegung erschließt und neue Zugänge eröffnet.

erlebnis-aktivierende Methode

Grundlagen der Vitaleurythmie sind die gerichtete Aufmerksamkeit im Tun, der achtsame Umgang mit sich selbst in der Bewegung sowie die übende Praxis.

Im Leben bewegen wir uns immer zwischen verschiedenen Spannungsfeldern – Kräftespendern und Kräftezehrern, Aufbauendem und Abbauendem, Spannung und Entspannung, Aktivität und Pause. In unserem modernen Lebensstil dominiert allerdings meist das Abbauende, Kräftezehrende, Anspannende. Zeiten der Entspannung, der Pausen, werden zunehmend knapp. Und auch die Fähigkeit loszulassen ist nicht mehr selbstverständlich.

Dominanz des Kräftezehrenden

In diesem Zusammenhang sind sechs Aspekte wesentlich:

- Stress als eine der wichtigsten Ursachen für den Verlust von Lebenskraft,
- Bewegung, weil sie das Grundprinzip des Lebendigen ist und vitalisiert,
- Zeitempfinden, weil wir den richtigen Umgang mit Zeit verlernt haben,
- Achtsamkeit, weil sie die Quellen für die Lebenskraft auf der mentalen Ebene erschließt,
- Vitalität, weil unsere Lebenskraft immer mehr bedroht ist,
- Salutogenese als eine auf die Gesundheit orientierte Kraftquelle (siehe Seite 22 f.).

Auf die Stress-Problematik und den Zusammenhang mit Bewegung gehen wir bei der ersten Säule der Vitaleurythmie noch genauer ein (siehe Seite 32 ff.). Zeitempfinden und Achtsamkeit werden im Kapitel zur zweiten Säule besprochen (siehe Seite 45 ff.).

Der Zusammenhang von Vitalität und Gesundheit

Lebenskraft – Vitalität – ist gekennzeichnet durch eine Fülle von Fähigkeiten und Eigenschaften: Freude, Schwung, Kraft, Belastbarkeit, Standfestigkeit, Intensität im Empfinden, Humor, Gesundheit, innere Ruhe, Gelassenheit, Elastizität, Optimismus, Positivität, Souveränität, Spannkraft, Wachheit, Präsenz ... Vital sein bedeutet aber auch, mit Stress adäquat umgehen und sich regenerieren zu können, langfristig leistungsfähig und emotional stabil zu sein, Energie spüren und ausstrahlen zu können.

Vitalität zeigt sich auf drei Ebenen:

auf der mentalen Ebene
auf der emotionalen Ebene
auf der physischen Ebene.

- Auf der *mentalen Ebene* bedeutet Vitalität: Ich kann in dem, was ich tue und wie ich lebe, einen Sinn sehen. Ich bin Kapitän auf meinem Lebensschiff und kann den Kurs halten, auch wenn mal Sturm aufkommt. Ich bin in der Lage, mich auf verschiedene Lebenssituationen einzustellen und das Beste daraus zu machen (Flexibilität und Akzeptanz). Ich bin phantasievoll und kreativ. Ich habe einen Bezug zu Spiritualität und Kunst. Ich verstehe Widerstände als Herausforderung und kann an ihnen wachsen. Ich bin bereit, mich zu verändern. Ich bemühe mich selbst aktiv um Lösungsmöglichkeiten und schiebe nicht anderen die Schuld zu. Ich übernehme Verantwortung. Ich habe Freunde, bin sozial gut vernetzt und habe das Gefühl einer Zugehörigkeit.

  Sinnhaftigkeit und Selbstkompetenz

- Auf der *emotionalen Ebene* zeigt sich Vitalität darin, dass ich liebes- und hingabefähig bin, mich mit einem anderen Menschen oder einer Sache verbinden kann. Ich bin fähig, meine Sinne bewusst einzusetzen und die Flügel meiner Seele weit auszuspannen. Ich kann Gefühle wahrnehmen, zulassen und zum Ausdruck bringen. Ich freue mich, am Leben zu sein. Ich nehme mich so an, wie ich bin. Ich kann den Augenblick genießen. Ich habe Freude am Lachen. Ich bin seelisch widerstandsfähig, kann meine innere Ausgeglichenheit auch in schwierigen Situationen bewahren. Diese Fähigkeit wird auch als »Resilienz« beschrieben, als »Immunsystem der Seele«. Dazu gehört, dass die mentale und emotionale Ebene ineinandergreifen und miteinander im Gespräch sind.

  Verbundenheit mit mir selbst und meiner Umgebung

Beweglichkeit und Belastbarkeit

- *Physisch vital* bin ich, wenn ich körperlich beweglich und belastbar bin und mich gut regenerieren kann. Mein Immunsystem ist stark und widerstandsfähig. Ich verfüge über eine gute Wundheilung. Mein Körper hat nur unbedeutende oder keine Beschwerden, ich fühle mich wohl in meiner Haut.

Toleranz und Flexibilität

Vitalität zeigt sich jedoch auch im Sozialen – im Betrieb, im Team, in der Schule, in Institutionen, innerhalb der Gesellschaft. Hier äußert sich Vitalität darin, dass eine Gemeinschaft sich aufeinander einlassen kann, tolerant ist, sich gegenseitig respektiert und akzeptiert, dass sie flexibel und anpassungsfähig ist, Verhaltensweisen und Bedingungen erkennen und verändern kann. Eine vitale Gemeinschaft kann Impulse aufgreifen, Krisen erfassen und meistern. Individuelle und soziale Vitalität zusammen beschreiben Gesundheit bzw. die Quellen für Gesundheit (Salutogenese). Das Leben ist sinnhaft, verstehbar und handhabbar. Denken, Fühlen und Wollen bilden eine Einheit.

Salutogenese: Die Kunst, gesund zu bleiben

Der Begriff der Salutogenese geht auf eine Arbeit des Medizinsoziologen Aaron Antonovsky (1923–1994) zurück.[8] Er hatte den Lebenslauf von Frauen in Israel untersucht, die jahrelang im KZ gefangen waren und den Holocaust überlebt hatten. Viele von ihnen zeigten trotz der erlittenen Qualen auch noch im hohen Lebensalter eine sehr robuste Gesundheit. Antonovsky beschäftigte sich mit der Frage, welche Faktoren für diesen erstaunlichen Befund ausschlaggebend waren. Dabei bemerkte er einen Zusammenhang zwischen der inneren Einstellung dieser Frauen zu ihrem Leben und den Umständen, unter denen sie gelebt hatten. Er kristallisierte heraus, dass es vor allem auf drei Fähigkeiten ankommt, die für die Gesundheit maßgeblich sind: Sinnhaftigkeit, Verstehbarkeit, Handhabbarkeit.

innere Einstellung zum Leben

- Bei der *Sinnhaftigkeit* kommt es darauf an, das Leben als bedeutsam und sinnerfüllt zu erkennen, sodass es sich lohnt, sich anzustrengen und zu engagieren.
- Bei der *Verstehbarkeit* geht es darum, die Zusammenhänge des Lebens zu verstehen, im Gegensatz zu dem Gefühl, das Leben sei willkürlich, chaotisch und unvorhersehbar.

- Die *Handhabbarkeit* beschreibt die Fähigkeit, das Leben zu gestalten, eigene und fremde Ressourcen zur Verfügung zu haben und nutzen zu können: familiären Rückhalt, Vereine und Organisationen, soziale Netze, den Glauben.

Für diese drei Begriffe prägte Antonovsky die Bezeichnung »Kohärenzgefühl«, was bedeutet: Ich fühle mich mit mir in Übereinstimmung (kohärent). Das Kohärenzgefühl bezieht sich auf die drei Ebenen, die den Menschen ausmachen: Bei der Verstehbarkeit ist der Kopf angesprochen, bei der Sinnhaftigkeit die Empfindung, das Gefühl, bei der Handhabbarkeit die Handlungs- und Willensebene. Oder anders gesagt: Denken, Fühlen und Wollen (Handeln).

Kohärenzgefühl

Das Kohärenzgefühl war ausschlaggebend dafür, dass die Frauen trotz ihrer traumatischen Erlebnisse gesund bleiben konnten. Demnach ist Gesundheit kein Zustand, sondern ein Prozess, an dem der Mensch eigenverantwortlich beteiligt ist und der jeden Tag aufs Neue gestaltet werden muss.

Der Verlust der Gestaltungsfähigkeit

Wie ist es um das Kohärenzgefühl heute bestellt? Wie eigenverantwortlich leben wir? Wie gut können wir unseren beruflichen und privaten Alltag gestalten? Dazu einige Fakten:

Eigenverantwortlichkeit

- Eine Studie des DGB aus dem Jahr 2010 besagt: Nur jeder siebte Beschäftigte ist zufrieden mit seinem Job. Ein Drittel stuft den eigenen Arbeitsplatz als »schlecht« ein.[9]
- Das Kölner Rheingold-Institut ermittelte im gleichen Jahr: Die meisten Deutschen fühlen sich wie getrieben, sie tun ihr Bestes, aber es fehlt ihnen, was man gemeinhin Sinnerfüllung nennt.[10]
- Eine Umfrage des Gallup-Instituts ergab: Zwei Drittel der Angestellten machen Dienst nach Vorschrift und sind unzufrieden mit ihrem Job. Ein Fünftel befindet sich im Zustand der inneren Kündigung. Lediglich der kleine Rest von 16 Prozent ist zufrieden.[11]

Angesichts dieser Daten verwundert es nicht, dass sich Depressionen und Ängste breitmachen und die Gesundheitskräfte der Menschen aushöhlen. Denn wenn kein Kohärenzgefühl möglich ist, wenn das Leben nicht eigenverantwortlich geführt und gestaltet werden kann, wirkt das abbauend auf die Lebenskräfte und damit auf die Gesundheit.[12]

Zwar können wir an den gesellschaftlichen Verhältnissen nur wenig ändern, aber wir können »vor der eigenen Haustüre kehren«. Jeder kann etwas für sich tun, um die Vitalität zu erhalten. Vitaleurythmie bietet dafür Werkzeuge und Methoden. Sie ist individuell für jede Lebenssituation anpassbar und in jeden Alltag zu integrieren.

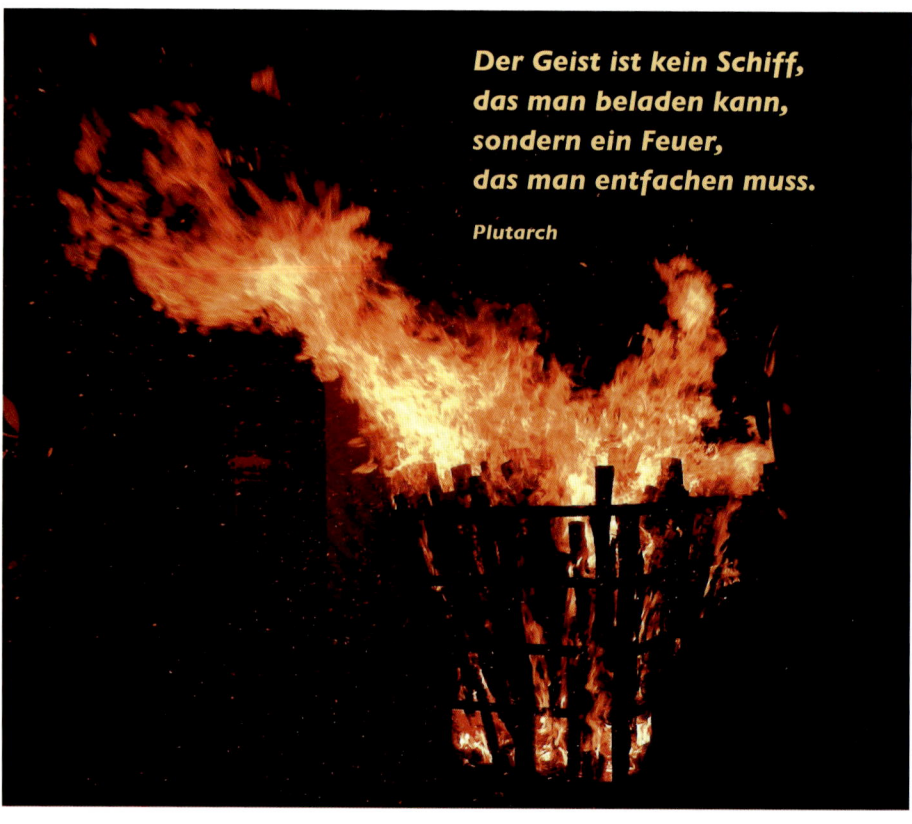

Der Geist ist kein Schiff,
das man beladen kann,
sondern ein Feuer,
das man entfachen muss.

Plutarch

Was den Menschen ausmacht

Schon alte Hochkulturen betrachteten den Menschen nicht nur einseitig als rein aus Materie bestehenden Körper. In der traditionellen Chinesischen Medizin wird beispielsweise die Lebensenergie als Chi bezeichnet, das den Körper auf verschiedenen Bahnen (Meridianen) durchzieht. Im Ayurveda ist der Mensch durch drei Funktions- bzw. Energieprinzipien gekennzeichnet, die als »Doshas« zusammengefasst werden und mit den vier Elementen zu tun haben. Vata beschreibt das Luft- oder Bewegungsprinzip, Pitta das Stoffwechsel- oder Feuerprinzip, Kapha das Erde- oder Wasser- und damit das Strukturprinzip. Die Tibetische Medizin beruht auf einer ähnlichen Ausgangsbasis.

In der europäischen Kultur gab es ein vergleichbares ganzheitliches Menschenbild. So legte Thomas von Aquin (1225–1274) in seiner »Herzlehre« dar, wie der Mensch in ein mehrschichtiges Kraftsystem eingebunden ist.[13] *ganzheitliches Menschenbild* Paracelsus (1493–1541) sprach vom »inwendigen Arzt«, der maßgeblich an der Gesundheit mitwirkt, und führte Krankheiten sowohl auf äußere wie spirituelle und innere Einflüsse zurück. Carl Gustav Carus (1789–1869) stand am Wendepunkt zu einer neuen, zu dieser Zeit aufkeimenden Medizin, die ihre Begründung ausschließlich in der Naturwissenschaft sucht, sich ganz auf die objektivierbaren Gesetzmäßigkeiten von Mechanik, Physik und Chemie stützt und alle Subjektivität verbannen will. Carus setzte sich noch mit aller Kraft dafür ein, den in der Natur und im Menschen wirksamen Geist in der Medizin weiter zu berücksichtigen, konnte sich langfristig damit jedoch nicht durchsetzen. Mitte des 19. Jahrhunderts begann der Siegeszug der rein naturwissenschaftlich geprägten Medizin in Europa, der heute jedoch zunehmend kritisch hinterfragt wird und sich der spirituellen Dimension wieder stärker zuwendet und öffnet.

Zu Beginn des 20. Jahrhunderts charakterisierte der Philosoph und Geisteswissenschaftler Rudolf Steiner den Menschen mit vier Existenzebenen:[14] *vier Existenzebenen*

Die Ich-Ebene

Sie ist die selbstbewusste, steuernde Instanz, die zwischen Sympathie und Antipathie Kurs halten kann. Mit der Kraft des Ich, auch als »inneres Selbst« bezeichnet, können wir reflektieren, das Verhalten ändern, *steuernde Instanz* an unseren Mustern arbeiten, Glaubenssätze hinterfragen, den Überblick behalten, verschiedene Gesichtspunkte respektieren und integrieren, Für und Wider abwägen, Entscheidungen treffen.

Dafür bedarf es einer gerichteten Aufmerksamkeit, mit der wir ganz bei dem bleiben können, was wir gerade tun. In dem Maße, wie wir uns fokussieren und konzentrieren können, wird unsere Seele beruhigt und die Vitalität nicht durch das Hin und Her der Gefühle geschwächt.

Zusammenhang mit der Wärme

Indem das Ich ganz bei der Sache sein, Interesse haben, sich begeistern, für eine Idee brennen kann, wird der Zusammenhang mit der Wärme deutlich. Wenn wir motiviert und begeistert sind, bekommen wir Energie und Schwung, um etwas in Angriff zu nehmen. Aus der Wärme heraus entsteht ein Impuls zur Aktivität, zur Bewegung. Im Bewegen wiederum entsteht Wärme, und diese ist Voraussetzung für die Entfaltung des Ich. Es ermöglicht Selbstverantwortung und Eigenaktivität, proaktives Handeln.

Eigenaktivität

Zu dieser Eigenaktivität gehören zum Beispiel Meditation, Achtsamkeit, Gebete – oder Vitaleurythmie. Wir schaffen uns damit einen Raum, der nicht durch Notwendigkeiten oder äußere Zwänge definiert wird, der auch nicht von selbst entsteht, sondern den wir uns bewusst erobern und manchmal auch gegen den inneren Schweinehund oder Anforderungen von außen verteidigen müssen. – Die Vitaleurythmie bildet dafür den nötigen Humus, sie unterstützt und stärkt die Selbstführung.

Die Seelen- und Empfindungs-Ebene

Jede Gestik, jedes Gehen, jede Haltung ist Ausdruck seelischer Eigenheit und wird bewusst oder unbewusst von ihr veranlasst. Wie es jemandem geht, nehmen wir an seiner Bewegung oder Haltung wahr: Ist er gedrückt und verschlossen oder aufrecht und offen? Umgekehrt kann die Bewegung oder Haltung das Seelische beeinflussen. Mehr noch: Wenn wir etwas gerne tun, stärken wir damit unsere Lebenskräfte, unsere Vitalität. So kann die Seele die Gesundheit unterstützen oder boykottieren. Die Seele ist beweglich wie die Luft. Sie dehnt sich aus in Freude, Heiterkeit und Sehnsucht, und sie zieht sich zusammen in Ärger, Frustration oder Kummer. Es tut der Seele gut, wenn wir uns gerne und rhythmisch bewegen. Das gibt körperlich und seelisch ein gutes Gefühl. Mehr noch: Wenn wir das Bewegen achtsam begleiten, wie es in der Vitaleurythmie geschieht, können wir dadurch in einen neuen und noch feineren Kontakt mit der Seele kommen. Wir lernen sie und damit uns selbst in anderen Schichten kennen, die wir ohne Bewegung so nicht wahrnehmen könnten.

Kontakt mit der Seele

Luft zum Atmen brauchen wir nicht nur physisch als Sauerstoff, sondern auch seelisch als Freude, sonst kann die Seele ihre Flügel nicht ausbreiten, sie wird schwer, fest und unbeweglich. Jede Form von Kunst verschafft der Seele Freiraum: »Kunst wäscht den Staub des Alltags von der Seele«, wie Picasso sagte. Die Kunst nährt das Seelisch-Geistige, die Kreativität. Die Bewegung nährt das Körperliche und Seelische. Vitaleurythmie unterstützt diesen seelischen Atem und stärkt dadurch die Vitalität und Gesundheit.

den seelischen Atem unterstützen

Die Lebenskräfte-Ebene

Leben ist immer an Flüssigkeit gebunden – jede Pflanze, die nicht gegossen wird, vertrocknet. Wo kein Regen fällt, breitet sich Wüste aus. Das Lebendige zeigt sich in Werden und Vergehen, in Wachstum, Regeneration, Stoffwechsel, innerer und äußerer Reproduktion.

Lebensvorgänge verlaufen immer in Abhängigkeit von der Zeit. Dieser Zusammenhang wird auch daran deutlich, dass alles Rhythmische die Lebenskräfte stärkt. Denn alles Lebendige erfolgt rhythmisch: Verdauung, Eisprung, Stoffwechsel, Schlafen und Wachen. Wie sehr Rhythmus das Leben trägt, wird am Herzen deutlich: Jeder Herzschlag erfolgt rhythmisch, nicht im Takt. Das ist wichtig, denn Rhythmus bedeutet die Wiederholung von Ähnlichem, der Takt wiederholt immer das Gleiche. Er ist starr, gleichförmig und lebensfeindlich, es ist die Welt der Technik, der Maschinen. Rhythmus dagegen ist elastisch, anpassungsfähig und lebensfreundlich. Deshalb schlägt das Herz in einem sich ständig um Sekundenbruchteile verändernden Rhythmus. Je variabler die Spanne zwischen den Herzschlägen (Herzratenvariabilität), desto gesünder ist das Herz, desto besser kann es sich an unterschiedliche Anforderungen anpassen.

Rhythmus trägt Leben

Kaum etwas stärkt unsere Lebenskräfte mehr als eine rhythmische Lebensgestaltung mit geregelten Wach- und Schlafenszeiten, zuverlässigen Mahlzeiten und einem rhythmischen Wechsel von Aktivität und Pause.

Vitaleurythmie greift das auf, indem sie die Bewegungsabläufe rhythmisch gliedert, mit Anspannung und Entspannung, Konzentration und Weite, und indem sie die Wirkung und den inneren Rhythmus der Dynamischen Kraftfelder der Laute (siehe die folgende Seite) einsetzt.

rhythmisch gegliederte Bewegungsabläufe

Die physische Ebene

Der ganze Körper ist dreidimensional stofflich aufgebaut und quantitativ mit naturwissenschaftlichen Methoden zu erfassen. Wir verdanken ihm unser Gewicht, unsere Statik und Dichte. Er ist Ausdruck und Instrument aller Vorgänge des Ich, der Seele und der Lebensorganisation.

Die Dynamischen Kraftfelder der Laute

Vitaleurythmie arbeitet zum einen mit den vorgenannten vier Ebenen, zum anderen mit den Dynamischen Kraftfeldern der Laute. Was ist darunter zu verstehen?

Laute als spezifische Bewegungsform

In der Eurythmie werden Laute, die dem Alphabet entsprechend nach Buchstaben von A bis Z charakterisiert sind, durch spezifische Bewegungsformen ausgedrückt, die von Rudolf Steiner gefunden und erforscht wurden.[15] Er hatte aufgrund seiner übersinnlichen Fähigkeiten und seiner geisteswissenschaftlichen Forschungen erkannt, dass sich die den Körper durchwebenden und ihn umgebenden Lebens- und Seelenkräfte bewegen, wenn wir sprechen oder zuhören. Auch konnte er sehen, dass diese dabei bestimmte Farben und Formen annehmen. Er sah, dass diese Bewegungen und Formen beim Sprechen unter Mitwirkung des Kehlkopfs und seiner Nachbarorgane in Kombination mit der Ausatemluft zustande kommen – Sprache entsteht ja durch die Gestaltung des Luftstroms bei der Ausatmung.[16] Steiner erkannte, dass es Entsprechungen gibt zwischen dem gestalteten Luftstrom und den Lebens- und Seelenkräften.

Entsprechungen zu Lebens- und Seelenkräften

Steiner konnte für jeden einzelnen Laut spezifische Bewegungen angeben. Jeder Konsonant und Vokal hat eine bestimmte Qualität, die sich in Bewegung, Form und Farbe äußert. Die Konsonanten sind dabei in ihrer dynamischen Bewegungsgebärde ein Ausdruck naturhafter Prozesse: Sie können einhüllen und halten, schwingen und fließen, rollen und springen, aufsteigen und herabsinken. Das K zum Beispiel ist stark konturiert und entschieden, das M dagegen fließend und weich, das B umhüllend und schützend. Die Vokale A, E, I, O und U drücken dagegen mehr das Empfinden, das seelische Innenleben aus. Zum Beispiel hat das A die Dynamik des Sich-Öffnens, mit der Welt Verbindens, das E die des Abschließens, Abgrenzens, Für-sich-Seins.

lebendige Laute

Alle Laute weisen verschiedene Dynamiken von Leichte und Schwere auf. Sie sind mehr als nur Tore zur Welt des Lebendigen – sie sind selbst lebendig.

Um auf dieses Kräftespiel aufmerksam zu machen, prägten wir für die Laute den Begriff der »Dynamischen Kraftfelder«. Sie bieten uns unterschiedliche seelische Erlebnis- und Erfahrungsräume.

Bei jeder eurythmischen Bewegung vollziehen wir mit unserem physischen Leib das nach, was dem Dynamischen Kraftfeld des jeweiligen Lautes entspricht, und erzeugen damit eine gesundende und harmonisierende Wirkung. Die Lebenskräfte erhalten mehr Freiraum, sie werden in ihrer natürlichen Dynamik unterstützt, was wiederum auf den gesamten Organismus belebend und erfrischend zurückwirkt. Dieses Innen-Außen-Prinzip ist ein Grundprinzip der Eurythmie und ebenso der Vitaleurythmie. Dabei gehen wir davon aus, dass Bewegung die Form bildet und nicht umgekehrt. *Innen-Außen-Prinzip*

Wenn wir eine Vitaleurythmie-Übung machen, bekommen die Lebens- und Seelenkräfte einen Impuls, eine Unterstützung. Wir zeigen ihnen, in welcher Dynamik sie sich ordnen sollten. Deshalb wirkt Vitaleurythmie bei Erschöpfung und Stress aufbauend und ausgleichend.

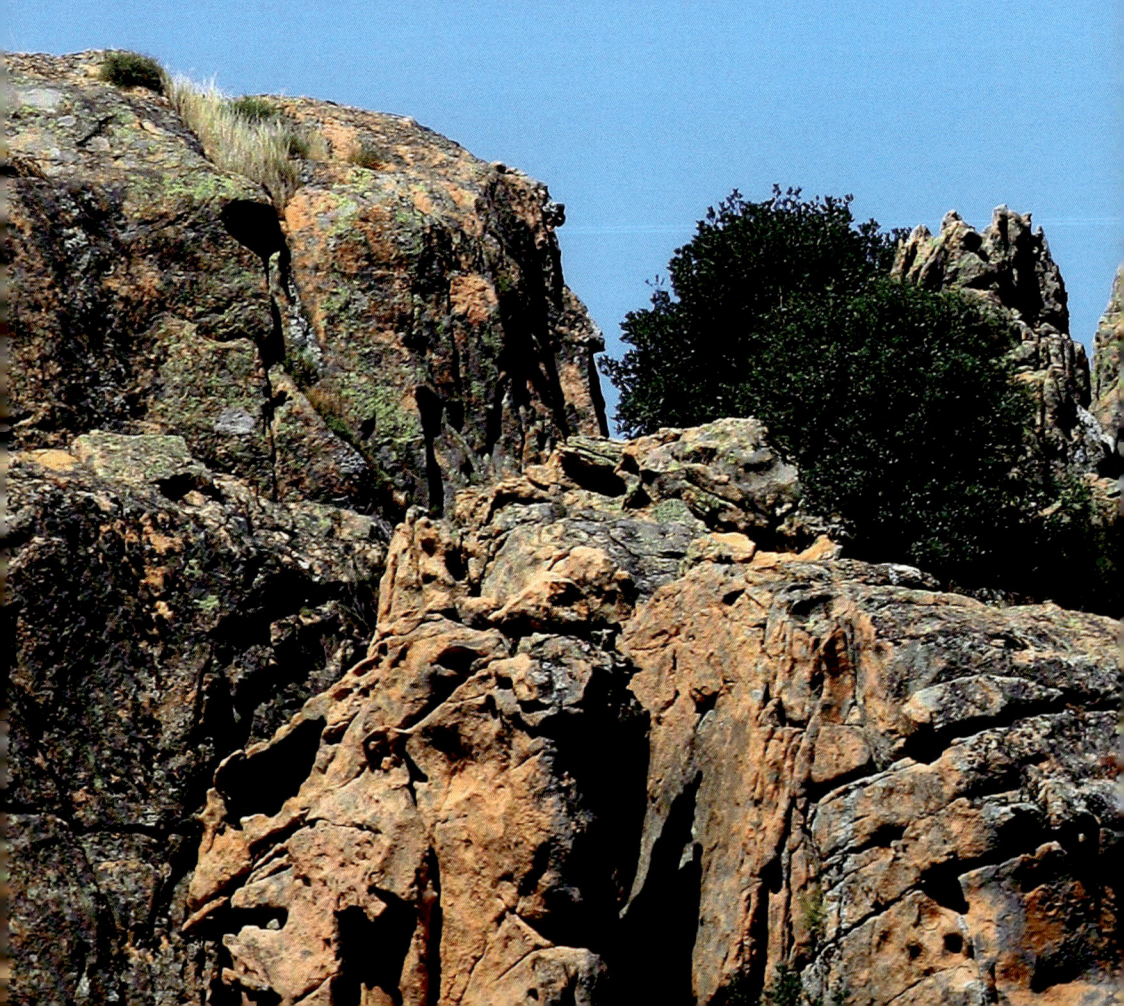

Nicht die Umstände bestimmen
des Menschen Glück,
sondern seine Fähigkeit,
die Umstände zu bewältigen.

Aaron Antonovsky

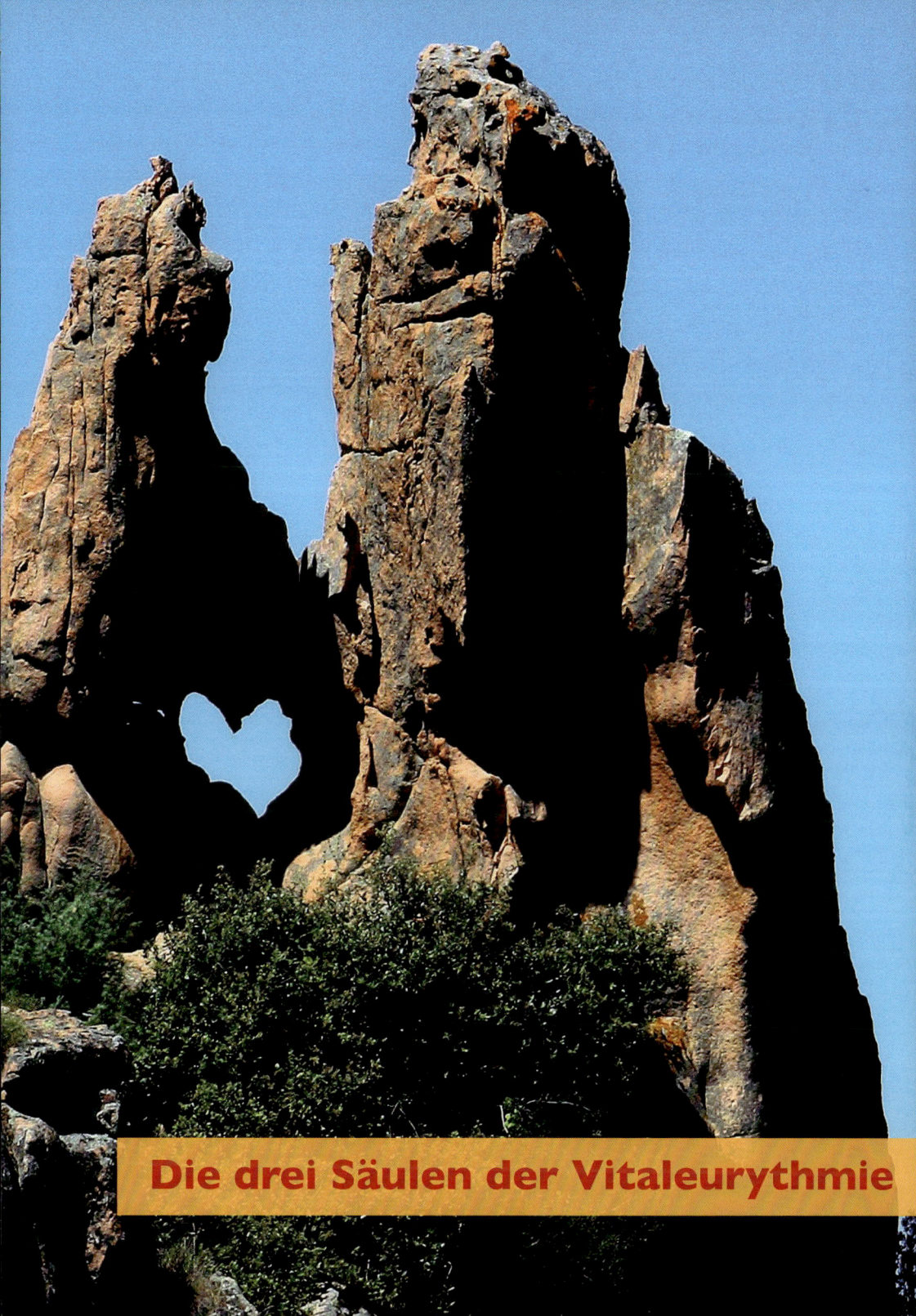

Die drei Säulen der Vitaleurythmie

Das Konzept der Vitaleurythmie umfasst drei Säulen:

Stress und seine Auswirkungen
- In der ersten beschreiben wir das Problem: Stress und seine Auswirkungen auf unser Befinden, unsere Gesundheit, unser Leben. Wir definieren ihn in seinen verschiedenen Facetten und seinen körperlichen bzw. mentalen Ausprägungen sowie in seinem Zusammenhang mit der Bewegung. Dabei sprechen wir vor allem den Kopf an, den Verstand. Denn es geht erst einmal darum zu verstehen, wie Stress entsteht und wie er sich auswirkt.

individuelles Erleben
- In der zweiten Säule erklären wir, wie Stress individuell erlebt wird. Daraus leiten wir eine Orientierung ab, wie wir mit Stress besser umgehen können – im Sinne eines Kompasses, eines Navigationssystems. In dieser Säule beziehen wir die Gefühlsebene mit ein und zeigen auf, wie sich bestimmte Situationen anfühlen.

ins Handeln kommen
- Die dritte Säule bringt ins Handeln, ins Tun. Wir entwickeln eine Strategie, klären die Motivation und benennen konkrete Ziele. Wir geben eine Anleitung dafür, wie sich kurz- und langfristige Verhaltensstrategien zur Stressbewältigung aufbauen lassen.

Die erste Säule: Stress als Problem unserer Zeit

Stress ist zum alltäglichen Begleiter unseres Lebens geworden. Allerdings: *Den* Stress gibt es nicht. Wohl aber gibt es sogenannte Stressoren unterschiedlicher Quellen (selbst gemacht, sozial, aus der Umwelt kommend), die Stressreaktionen auslösen. Dabei wirken gleiche Stressoren auf verschiedene *Stress wird immer individuell empfunden* Menschen völlig unterschiedlich: Der eine ist davon gestresst, dass ein Zug Verspätung hat oder ein Stau auf der Autobahn das Fortkommen behindert, ein anderer sagt: Na und, daran kann ich sowieso nichts ändern, also mache ich das Beste daraus. Der eine ist hochgradig gestresst, wenn er eine öffentliche Rede halten muss, einen anderen beflügelt das geradezu.

Stress ist die Unfähigkeit, etwas Bestimmtes angemessen zu verarbeiten oder angemessen damit umzugehen. Deshalb ist Stress hochgradig individuell –

jeder reagiert auf seine Weise auf bestimmte Situationen. Wie diese Reaktion ausfällt, hängt von vielen Einflussgrößen ab, die sich im Laufe des Lebens entwickeln und sich immer wieder verändern können.

Stressreaktionen zeigen sich auf vier Ebenen:[17]

- *körperlich/vegetativ:* beschleunigter Herzschlag; Herzrhythmusstörungen; erhöhte Muskelspannung; Verspannungen in Nacken, Schultern, Kiefer, Rücken; gesteigerte Infektionsbereitschaft durch ein geschwächtes Immunsystem; Schlaf- und Sexualstörungen; Verdauungsprobleme (Reizmagen, Reizdarm); flache Atmung; hoher Blutdruck; Kopfschmerzen; Schwitzen   *Stressreaktionen*
- *seelisch:* Dünnhäutigkeit; erhöhte Reizbarkeit; Gefühls- und Stimmungsschwankungen; Unruhe; Hilflosigkeit, Ohnmachtsgefühle; Angst; Verbissenheit; Pessimismus; Ungeduld; depressive Neigungen
- *geistig/mental·* Konzentrationsschwäche; negative Gedanken; Grübeln; Gedankenkreisen; Zynismus; Selbstentwertung (»Ich schaffe das sowieso nicht«); Denkblockaden; Fehleinschätzungen; den Überblick verlieren; keinen Sinn erkennen können; Realitätsflucht; Antriebsschwäche (Lethargie, Teilnahmslosigkeit)
- *im Verhalten:* hastig gehen; hektisch gestikulieren; pfuschen; anderen ins Wort fallen; das Essen vergessen oder ganz schnell ganz viel in sich hineinschlingen; schablonenhaft handeln; unfreundlich sein; kurz angebunden sein.

Diese Stressreaktionen können einzeln oder in beliebiger Kombination auftreten. Je nachdem, wie belastbar wir sind und welche Kompetenzen wir haben, wie sicher und stabil wir uns fühlen, wie selbstbewusst wir sind, werden uns Stressoren unterschiedlich berühren, und wir werden sie auch unterschiedlich bewerten.   *unterschiedliche Wirkung und Bewertung*

Dass Stress heute generell zu einem so großen Problem geworden ist, hat mehrere Gründe:

Die Beschleunigung unseres Lebens in allen Bereichen

Eine zunehmende Beschleunigung dominiert unseren Alltag wie noch nie zuvor.[18] Schon gleich nach der Geburt geht es los. Kinder müssen alles immer früher können: sitzen, krabbeln, laufen, lesen, schreiben, rechnen. Nicht selten werden sie heute schon mit fünf Jahren eingeschult anstatt mit sieben wie früher. Auch beim Lernen muss alles schnell gehen. Es kommt nicht mehr darauf an, wie viel Zeit für einen bestimmten Lernprozess nötig ist, sondern darauf, alle Lernprozesse schneller zu absolvieren, sie abzukürzen. In der Folge wurden Schul- und Studienzeiten – teilweise drastisch – verkürzt.

Ökonomisierung, Spezialisierung

Sämtliche Lebensbereiche werden durchökonomisiert, um Zeit und Geld zu sparen. Maschinen ersetzen Menschen, die Arbeitsabläufe werden extrem verdichtet und die Arbeitsschritte so sehr zerstückelt und spezialisiert, dass kaum noch jemand den Überblick hat.

Eine Doppelbelastung durch Beruf und Familie ist normal geworden. Wir geben ständig Vollgas in allen Lebensbereichen, ohne Pausen und Erholungsphasen, selbst die Ferien werden oft zum Aktivisten-Urlaub.

Hinzu kommt die ständige Erreichbarkeit und Verfügbarkeit aufgrund der modernen Medien. Wir sind immer in Alarmbereitschaft, vom Aufstehen bis zum Schlafengehen. Kommunikation ist eine Sache von Sekundenbruchteilen geworden.

Ständig machen wir verschiedene Dinge gleichzeitig – Multitasking ist normal, überfordert uns aber maßlos, provoziert Fehler und Nervosität, Atemlosigkeit und Versagensängste.

positive Seiten der Entwicklung

Andererseits: Noch nie ging es uns wirtschaftlich so gut. Noch nie gab es so viele Jahrzehnte lang Frieden im Land. Noch nie hatten wir so viel zu essen, waren wir so schnell an anderen Orten in der ganzen Welt. Unser Bewegungsradius hat sich enorm erweitert. Noch nie hatten wir so viel Freizeit und auch so viel Freiheit.

Ständiger Entscheidungszwang

Kehrseiten der Freiheit

Diese Freiheit bringt mit sich, dass wir uns andauernd entscheiden müssen: Welchen Beruf ergreifen wir? In welchem Unternehmen wollen wir arbeiten? Mit welchem Partner unser Leben verbringen? Wollen wir Kinder haben? Und wenn ja, wann? Wie wollen wir uns ernähren? Was und wo einkaufen? Welche Hobbys ergreifen? Wie unsere Freizeit gestalten? Dabei steht ständig die Frage im Raum: Habe ich mich richtig entschieden? Wäre nicht eine andere Lösung die bessere gewesen?

Das Hadern mit Entscheidungen, ein immer wiederkehrendes »Hätte ich nicht ...«, »Wenn ich doch ...« und »Aber das andere wäre vielleicht ...« kann eine nie versiegende Quelle für Stress darstellen.

Übertriebener Perfektionismus

Wir sind ständig damit beschäftigt, uns mit anderen zu vergleichen und unterliegen einem regelrechten Optimierungswahn. Das betrifft nicht nur Äußerlichkeiten wie zum Beispiel Aussehen, Kleidung, elektronische Medien, Besitz, Statussymbole. Wir sind auch innerlich darauf gepolt, die Erwartungen, die andere an uns stellen, zu befriedigen und – mehr noch – unseren eigenen Ansprüchen zu genügen. Daraus folgt nicht selten ein Perfektionismus, für den das, was wir leisten, nie gut genug ist.

Optimierungswahn

Eingeengte Gestaltungsfreiheit

Viele Menschen haben heute kaum noch die Möglichkeit, ihre Arbeit selbstbestimmt zu gestalten. Sie sind einer zunehmenden Anzahl von Vorschriften, Zielvorgaben und wechselnden Vorgesetzten unterworfen. Lebensentwurf und Berufsideale stimmen mit der Realität oft nicht überein. Ein Mangel an Alternativen und Gestaltungsspielräumen, ein zunehmender Anpassungsdruck sind wichtige Stressfaktoren.

Mangel an Alternativen

Hinzu kommt der Stress durch belastende Ereignisse: zum Beispiel den Tod eines geliebten Menschen, die Pflege alter und/oder kranker Eltern, eine Scheidung, Verlust des Arbeitsplatzes, Mobbing oder finanzielle Sorgen. Ganz zu schweigen von umweltbedingtem Stress wie zum Beispiel Schichtarbeit oder Lärm.

belastende Ereignisse

Und dann noch die vielen kleinen Belastungen im Alltag (»daily hassles«), die jede für sich genommen kein Problem darstellen würden, aber – vor allem, wenn sie gehäuft und kombiniert auftreten – mit der Zeit mürbe machen.

Diese zunehmende Stressbelastung auf allen Lebensebenen führt häufig in eine Abwärtsspirale der Selbstsabotage, in einen Teufelskreis der Erschöpfung, der sich nicht so leicht durchbrechen lässt.

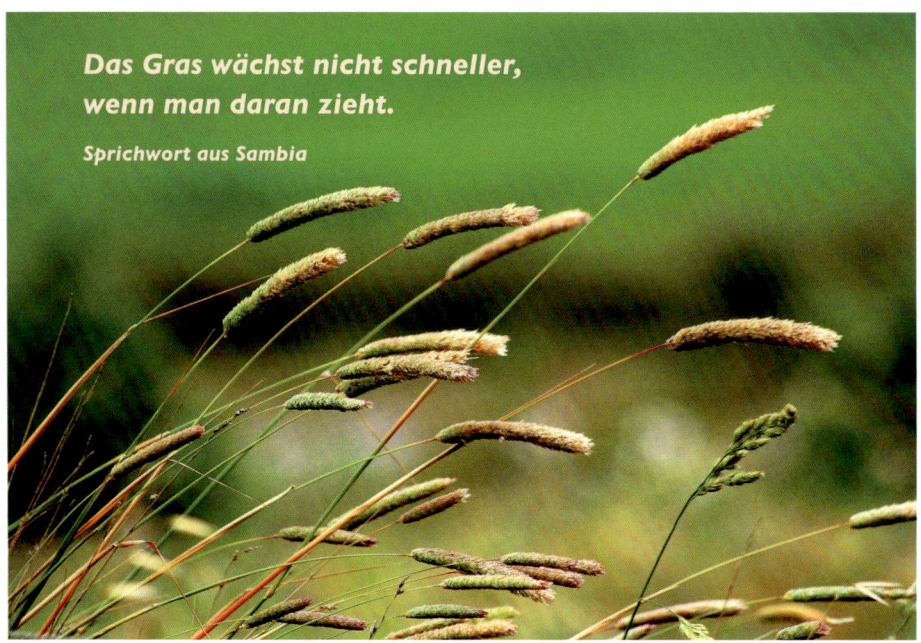

**Das Gras wächst nicht schneller,
wenn man daran zieht.**

Sprichwort aus Sambia

Die fünf inneren Antreiber

Jeder Mensch trägt bewusste und unbewusste Verhaltens- und Glaubensmuster in sich. Es sind Muster, die wir uns aufgrund von Erziehung, Sozialisation und Lebenserfahrung angeeignet und die sich über Jahre hinweg eingeschliffen haben. Diese inneren Stimmen, die zum Bestandteil unserer Persönlichkeitsstruktur geworden sind, lenken – oft ohne dass wir uns darüber im Klaren sind – unser Denken und Handeln und setzen uns unter Druck.

bewusste und unbewusste Verhaltensmuster

In der Stressliteratur sind wir bei dem Hamburger Burnout-Spezialisten Prof. Dr. Matthias Burisch auf ein praxisnahes Modell gestoßen, das wir in das Konzept der Vitaleurythmie integriert haben.[19] Dieses Modell, das ursprünglich der Transaktionsanalyse entstammt, besagt, dass das Verhalten auf den Ebenen des Denkens, Fühlens und Handelns maßgeblich von fünf inneren Antreibern beeinflusst wird: 1. Sei stark! 2. Sei perfekt! 3. Mach's den anderen recht! 4. Beeil dich! 5. Streng dich an!

Alle diese inneren Stimmen haben eine positive und eine negative Seite. Einerseits verweisen sie auf die Kraft, aus der wir schöpfen und die uns vorwärtsbringt. Andererseits können sie – wenn sie zu stark werden oder sich verselbstständigen – uns glauben lassen, dass wir uns auf eine bestimmte Art verhalten müssten. Das Streben nach Perfektion zum Beispiel ist ein wichtiger Antrieb, um ein gutes Ergebnis zu erreichen und einen Auftrag präzise und zuverlässig zu erledigen. Wenn dieser Antrieb jedoch zum Antreiber wird, kippt das Ganze ins Negative. Dann zählt nichts anderes mehr. Dann geht es uns nur noch um Perfektion um der Perfektion willen, und der Blick für das richtige Maß und das Wesentliche geht verloren. *positive und negative Seiten*

Alle fünf Antreiber haben diese zwei Seiten:

Sei stark!

Wer diesen Antreiber hat, ist bereit, Verantwortung zu übernehmen, er ist leistungsfähig und belastbar. Die Kehrseite jedoch ist, dass man sich leicht selbst überschätzt, die eigenen Grenzen nicht kennt, nicht gut loslassen und schwer zeigen kann, wie es in einem aussieht.

Sei perfekt!

Wer diesen Antreiber hat, ist gewissenhaft, zuverlässig und genau. Er strebt immer danach, alles hundertprozentig zu machen. Die Kehrseite besteht darin, dass das fertige Produkt nie gut genug ist, man es immer doch noch optimieren könnte. Und dass man alles immer selbst machen muss – weil andere es nicht gut genug machen.

Mach's den anderen recht!

Wer diesen Antreiber hat, kann sich leicht in andere einfühlen und gut mit anderen Menschen umgehen. Er ist anpassungsfähig und flexibel. Die Kehrseite besteht darin, dass man sich zu sehr von den Stimmungen und Ansichten der anderen beeinflussen lässt, die eigenen Bedürfnisse und auch die eigene Meinung meist zurückstellt, weil man sie nicht so wichtig findet wie die der anderen.

Beeil dich!

Wer diesen Antreiber hat, arbeitet pünktlich, schnell und effizient. Die Kehrseite besteht darin, dass man immer unter Zeitdruck steht, permanent gehetzt ist und ständig an morgen denkt, nicht an heute, an diesen Moment.

Streng dich an!

Wer diesen Antreiber hat, legt es darauf an, viel zu leisten. Er hat Freude an Herausforderungen und misst sich gerne mit anderen. Die Kehrseite ist, dass man sich immer zu viel auflädt und sich ständig unter Druck setzt, etwas leisten zu müssen.

Vielleicht kennen Sie noch weitere solche Sätze, die Sie schon seit Ihrer Kindheit oder Jugend begleiten und die Ihnen das Leben schwer machen.

Verbindung mit Respektsperson aus Kindheit und Jugend

Laut Burisch sind diese fünf Antreiber »der kleine Mann im Ohr«, der sich regelmäßig zu Wort meldet und Anweisungen gibt. Oft ist diese Stimme mit einer Respektsperson aus Kindheit und Jugend verbunden – mit den Großeltern, den Eltern oder Lehrern. Und häufig auch mit einer offen oder verdeckt ausgesprochenen Drohung: »Mach's den anderen recht, sonst ...«, »Streng dich an, sonst ...« Und dieses »sonst« kann heißen, dass wir ausgegrenzt werden, vermeintlich nicht liebenswert sind, nichts wert sind, nicht dazugehören oder auch kein Recht haben zu leben.[20] Daran wird deutlich, warum diese Antreiber so stark in uns wirken und wir sie nicht einfach abschütteln können.

Ob uns etwas stresst oder nicht, hängt mit davon ab, welche der fünf Antreiber in einer bestimmten Situation zum Tragen kommen. Zwei Beispiele:

Beispiele für Antreiber

- Sie haben als Antreiber »Sei perfekt«. Überraschend kündigt sich Besuch an, Sie stecken jedoch mitten in der Arbeit und haben keine Zeit mehr aufzuräumen. Dann bedeutet der Besuch für Sie Stress. Ein anderer Mensch, bei dem dieser Antreiber nicht so dominiert, wird sich davon nicht stressen lassen – für ihn ist es einfach nur schön, dass Besuch kommt. Ob das Zimmer unordentlich ist oder nicht gestaubsaugt wurde – egal.
- Sie haben die Antreiber »Streng dich an« und »Mach's den anderen recht«. Plötzlich fragt Sie ein Kollege, ob Sie noch ein weiteres Projekt übernehmen könnten. Sie sind jedoch bereits voll ausgelastet. Bei diesen beiden Antreibern haben Sie die Tendenz einzuwilligen, egal ob es mit Ihren Kräften vereinbar ist oder nicht. Selbstverständlich stellen Sie Ihre Bedürfnisse zugunsten anderer zurück, ohne das zu hinterfragen. Nein-Sagen ist dann so gut wie ausgeschlossen. Wenn Sie jetzt jedoch »Ja« sagen und die Aufgabe trotz Ihrer Belastung noch zusätzlich auf sich nehmen, bedeutet das für Sie Stress. Ein anderer Mensch, bei dem diese beiden Antreiber weniger dominieren, hat keine Schwierigkeiten

zu sagen, dass er bereits bis über beide Ohren mit Arbeit eingedeckt ist und etwas Zusätzliches nicht auch noch stemmen kann oder erst zu einem späteren Zeitpunkt.

Wir haben es also zu einem Gutteil selbst in der Hand, ob und wie stark wir uns stressen lassen.

Der Einfluss der Konstitution auf das Stresserleben

Jeder Mensch kommt mit bestimmten Einseitigkeiten zur Welt, mit Stärken und Schwächen. Solche Konstitutionsmerkmale bestimmen mit, wie wir Stress erleben und verarbeiten.[21] *Stärken und Schwächen*

Sie lassen sich grob in drei Kategorien unterteilen:

kopfbetont – die Vernunft dominiert
gefühlsbetont – die Emotion dominiert
bauchbetont – die Kraft dominiert.

Um sie zu verdeutlichen, charakterisieren wir sie im Folgenden anhand einiger Eigenschaften – zur besseren Nachvollziehbarkeit leicht überzeichnet.

- Ein *kopfbetonter* Mensch handelt aus der Vernunft heraus, sieht die Dinge rational und analysiert sie, er ist wach und reflektiert, verantwortungsvoll, ordnungsliebend, zuverlässig, ruhig, er bewahrt den Überblick, kann Situationen gut einschätzen, ist strukturiert und nüchtern, er handelt überlegt, macht sich viele Gedanken. Er orientiert sich an Fakten, schätzt rational-naturwissenschaftliche Erklärungen, Präzision und messbare Ergebnisse. Er ist leistungsorientiert und auch leistungsbereit, kann viel wegstecken, ist zäh und beharrlich, kann gut die Richtung halten. Er lebt stark im Kopf und damit distanziert zur Welt und vor allem zu seinen Gefühlen. *Distanz zur Welt und zu den Gefühlen*

  Seine Schwächen bestehen darin, dass er zum Perfektionismus neigt und sich gerne überfordert, dass er pingelig und rechthaberisch sein kann. Da er zäh ist, hält er Stress lange aus – auf Kosten seiner Vitalität. Er fährt sein Leben gerne hochtourig und kühlt leicht aus. All das fällt ihm meist nicht auf, weil er eine zu schwache Selbstwahrnehmung hat.

Bei Stress reagiert er mit Muskelverspannungen, Kopfschmerzen und Infektanfälligkeit.

- Der *gefühlsbetonte* Mensch ist empathisch, herzlich, hilfsbereit, kontaktfreudig, impulsiv. Er kann gut mit seiner Umgebung mitschwingen, hat ein Herz für andere, kann sich mit ihnen freuen oder leiden. Er ist an vielem interessiert, kann sich gut einfühlen und Anteil nehmen. Er lebt stark im Moment, ist spontan, begeisterungsfähig und offen. Er hat Freude an der Welt – was man ihm anmerkt.

Freude an der Welt

Seine Schwächen liegen darin, dass er häufig zwischen Sympathie und Antipathie schwankt – wie ein Schiff bei rauer See. So begeisterungsfähig und zugewandt er ist, so schroff und ablehnend kann er im nächsten Moment sein. Er hat einen etwas chaotischen Arbeitsstil, lässt sich gern ablenken und kommt oft erst in letzter Minute zu einem Termin.

Auf Stress reagiert er mit einem Verlust der Schwingungsfähigkeit. Er stürzt sich gerne in etwas hinein, ohne darüber nachzudenken, ob seine Kräfte reichen. Dadurch läuft er Gefahr, sich zu verausgaben. Er kommt seelisch schnell außer Atem, fühlt sich gehetzt und reagiert dann hektisch und für seine Umgebung unberechenbar.

- Der *bauchbetonte* Mensch hat Kraft für drei, ihn kann nichts umwerfen, er ist der Fels in der Brandung – gemütvoll und geduldig, freundlich, optimistisch und gesellig. Es ist angenehm, in seiner Gesellschaft zu sein. Er macht sich und anderen keinen Druck und kann Stress eine Zeit lang gut abpuffern. Er isst gern und gut.

Fels in der Brandung

Seine Schwächen bestehen darin, dass er Kummer und Leid lange in sich hineinfrisst. Er kommt schwer in Gang, aber wenn er mal auf Touren ist, hält er lange durch, allerdings ohne zu merken, wie es ihm dabei geht. Er tut sich schwer, Körpersignale wahrzunehmen und mit sich selbst in Kontakt zu kommen. Er neigt zur Bequemlichkeit.

Stress kompensiert er gern mit Essen. Schwierigkeiten sitzt er aus, ohne sie anzusprechen, was ihn aber innerlich stark beansprucht, an seinen Kräften zehrt und ihn psychisch belastet. Nach langer Zeit braucht es dann nur einen Tropfen, um das Fass zum Überlaufen zu bringen.

Üblicherweise unterscheidet man nur den Kopf- und Gefühlsmenschen: Jemand ist entweder kopf- oder gefühlsgesteuert. Wenn jemand »aus dem Bauch heraus« entscheidet, meint man, dass er aus dem Gefühl handelt. Aber wenn man genauer hinschaut, kann man zwischen »Bauch« und »Gefühl«

doch wesentliche Unterschiede feststellen – wie die oben genannten Beispiele anschaulich zeigen.

Jeder von uns hat von allen drei Konstitutionsmerkmalen etwas. Je nach Veranlagung und Lebenssituation kommen sie bei anhaltendem Stress in Überforderungssituationen positiv oder negativ zum Tragen – im Verhalten, im Befinden, in den Gewohnheiten. Das Wissen darum ist für den Umgang mit Stress von großer Bedeutung.

Konstitution und Stressreaktion

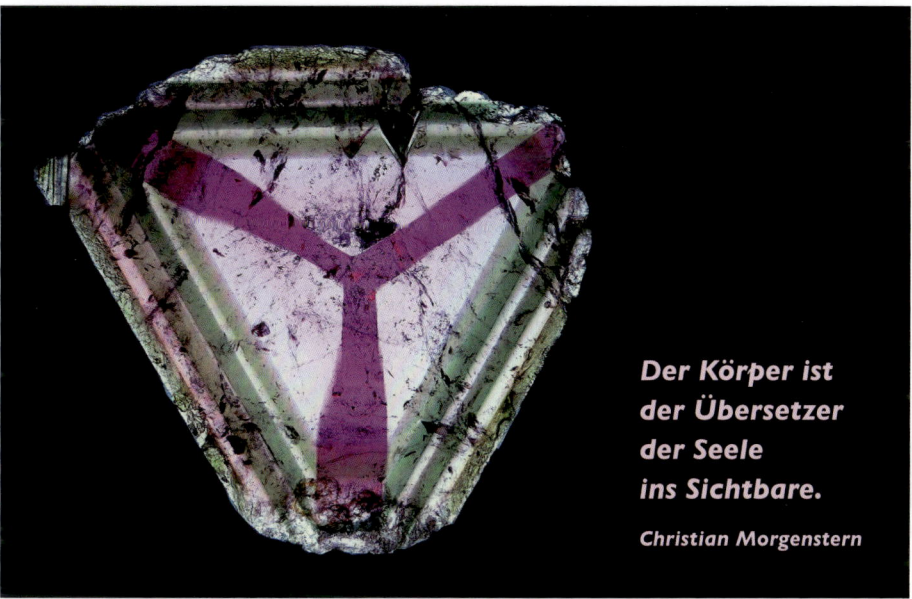

Der Körper ist der Übersetzer der Seele ins Sichtbare.

Christian Morgenstern

Der Zusammenhang von Stress und Bewegung

Jede Bewegung beruht auf bestimmten Faktoren, ohne die sie nicht zustande kommt. Bei Zugvögeln oder Tierherden ist es der Instinkt, bei Wolken die Luftbewegung in der Atmosphäre, bei Wellen der Wind. Bei Kindern ebenso wie bei Fohlen oder Welpen ist es schlicht die Freude am Lebendigsein.

Wenn Erwachsene sich bewegen, kommt eine weitere Dimension ins Spiel: die bewusste Intention für eine zielgerichtete Aktivität. Sie beruht auf Erfahrung, auf Gewohnheiten und Lebensumständen sowie auf langjährigem

bewusste Intention

Üben: Wir gehen zur S-Bahn, um in die Stadt zu fahren; wir schneiden Gemüse, um daraus ein Mittagessen zu kochen; wir laufen in den Keller, um einen Koffer zu holen; wir gehen ins Sportstudio, weil wir fit bleiben wollen.

Reaktion auf Anforderung

Das meiste davon geschieht in Reaktion auf eine Anforderung, über die wir nicht mehr groß nachdenken. Wir tun einfach, was nötig ist. Erst wenn wir dazu nicht mehr in der Lage sind, wird uns bewusst, wie vielfältig wir uns im Alltag bewegen, wie viele Muskeln nötig sind, um eine Bewegung auszuführen, und wie fein unser gesamter Organismus zusammenwirkt, damit wir uns bewegen können.

Bewegung als Grundprinzip jedes Lebendigen

Mehr noch: Bewegung ist das Grundprinzip jedes Lebendigen. Vom Moment der Zeugung an bis zum Tod ist alles in uns ständig in Bewegung: Zellen werden erneuert, Stoffe ausgetauscht, abgebaut und neu zusammengesetzt. Es ist ein unaufhörliches Kommen und Gehen, das im Unbewussten abläuft.

Körperliche Bewegung hat früher das gesamte Leben bestimmt – auf dem Feld, im Haushalt, in Werkstätten. Durch den Einzug von Maschinen ist uns viel Bewegung abgenommen worden, wodurch das Leben zunehmend statisch und bewegungsarm wurde. Dies umso mehr, seit Computer den Alltag dominieren und die Bewegung vor dem Bildschirm gewissermaßen eingefroren ist. Zwar sind wir räumlich beweglicher geworden, aber nicht durch eigene Bewegung, sondern durch technische Hilfsmittel wie Autos, Busse, Bahnen, Schiffe und Flugzeuge, die jede Eigenbewegung ersetzen. Wir bewegen uns nicht, sondern verändern lediglich den Ort.

Bewegung als Gesundheitsfaktor

Deshalb ist es heute wichtig, dass wir beginnen, uns wieder bewusst zu bewegen. Viele Studien zeigen inzwischen, dass Bewegung ein maßgeblicher Faktor ist, um gesund zu werden und zu bleiben – das gilt für Krebs ebenso wie für Herz-Kreislauf-Erkrankungen, psychische und andere Leiden.[22]

Dabei kommt es vor allem auf das Ob an, weniger auf das Wie. Ob wir uns sportlich mit Joggen, Nordic Walking, Schwimmen, Reiten oder schlichtem Spazierengehen betätigen oder ob wir Vitaleurythmie, Tai-Chi, Yoga oder Chi-Gong machen – entscheidend ist die Bewegung an sich.

Der Arzt Dr. Dietrich Grönemeyer geht noch einen Schritt weiter: »Bewegung ist Leben. [...] Körperliches Bewegtsein hat sehr viel mit dem innerlichen, geistigen Bewegtsein zu tun. Wer sich bewegt, kann etwas bewegen, innerlich und äußerlich. Das ist Lebendigkeit. Bewegung ist Körpererfahrung, und sie vermittelt nicht nur Lebenslust, sondern auch Gesundheitskompetenz. [...] Wer sich bewegt, erfährt sowohl seine Stimmung als auch seine körperliche Verfasstheit.«[23] Er beschreibt hier ein Wirkprinzip, das auch für Vitaleurythmie gilt: Äußere und innere Bewegung unterstützen sich gegenseitig, haben miteinander zu tun, wirken wechselseitig aufeinander ein.

Weiter führt Grönemeyer aus: »Gleichzeitig hilft die Bewegung auch, Spannungen zu lösen. Das ist das eine. Das andere ist eine neurophysiologische Tatsache: Bei Bewegung ist auch das Gehirn hochgradig aktiv: Auf der emotionalen Ebene der Verarbeitung, aber auch in seiner plastischen Entwicklung, weil durch die Bewegung alle Gehirnregionen angesprochen sind.«[24]

neurophysio-logische Aspekte

Mit anderen Worten: Der Kopf wird frei, wenn der gesamte Organismus in Bewegung ist. Dann kommen auch Gedanken wieder in Fluss. Gestaute Energie wird abgeleitet. Wer lange am Schreibtisch gesessen hat, weiß, wie erholsam und befreiend es ist, zwischendurch an die frische Luft zu gehen und die Beine zu bewegen. Oder den Garten umzugraben. Oder eine Runde Fahrrad zu fahren. Oder auf dem Trampolin zu springen. Ohne Bewegung sammeln sich Stresshormone im Organismus an – nur über die körperliche Aktivität werden sie abgebaut.

Abbau von Stresshormonen

Was bei Stress im Organismus passiert

Um zu verstehen, warum Bewegung Stressreaktionen mindern oder ihnen vorbeugen kann, ist es wichtig, dass wir uns vor Augen führen, was bei einer Stressreaktion im Körper passiert. Sobald wir einem Stressfaktor ausgesetzt sind, wird in uns eine physiologische Stresskaskade ausgelöst:

Stresskaskade

- Die Hirnanhangdrüse (Hypophyse) und der Hypothalamus im Zwischenhirn schütten Botenstoffe aus, die über den Blutkreislauf zu den Nebennieren gelangen.
- Die Nebennieren setzen daraufhin Stresshormone frei, dazu gehören zum Beispiel Adrenalin, Noradrenalin und Cortisol. Sie versetzen den Körper in eine erhöhte Leistungsbereitschaft.
- Diese Stresshormone sorgen dafür, dass sich die Blutgefäße verengen und die Bronchien erweitern. Dadurch beschleunigen sich Atmung und Herzschlag, der Blutdruck steigt. Zusätzlich wird Blutzucker als Energiereserve mobilisiert, Verdauung, Sexualtrieb und Immunsystem auf Sparflamme gesetzt.

Das alles dient einem Ziel: schnell handlungsfähig und gegebenenfalls fluchtbereit zu sein (»Fight-or-flight-Reaktion«).

Fight-or-flight-Reaktion

Regelmäßige körperliche Bewegung führt dann dazu, dass Hypophyse und Hypothalamus keine weiteren Botenstoffe an die Nebennieren mehr abgeben, sodass auch alle anderen Körperfunktionen wieder auf Normalmodus umschalten. Gleichzeitig setzt die Bewegung Endorphine (»Glückshormone«) frei, die das Stresshormon Cortisol neutralisieren.

Stressreaktion als Dauerzustand

Können wir uns nicht körperlich ausagieren, tritt keine Entspannung ein. Im ungünstigsten Fall hält der Stress weiter an, was dazu führt, dass die Stressreaktionen zum Dauerzustand werden und unsere Gesundheit darunter leidet: Die Infektionsgefahr steigt, Herz-Kreislauf-Erkrankungen drohen, der Stoffwechsel wird gestört.

Schon daran wird klar, wie wichtig es ist, dass wir uns bewegen, und dass dies auch Stressreaktionen vorbeugen kann. Denn Bewegung bringt den Kreislauf in Schwung, regt den Stoffwechsel an, baut entzündungsfördernde Stoffe ab, fördert den Knochen- und Muskelaufbau, stabilisiert die Sehnen, erweitert die Blutgefäße, verbessert die Stimmung, erhöht Präsenz und Geistesgegenwart.

Die emotionale und geistige Dimension körperlicher Bewegung

Wechselspiel zwischen Psyche und Bewegung

Zwischen Psyche und körperlicher Bewegung besteht ein enges und vielfältiges Wechselspiel.[25] Wir können jemandem an der Körperhaltung oder am Gang ansehen, wie es ihm geht. Ein schleppender Schritt drückt etwas ganz anderes aus als ein forsches Auftreten oder ein Tänzeln. Ob jemand ungeduldig ist, können wir an seinen Bewegungen ablesen, und ebenso, ob jemand fröhlich oder gelangweilt ist. Der Körper führt permanent einen unbewussten Dialog mit dem Seelischen.

Äußeres wirkt auf das Innere

Jede Bewegung hat etwas mit Innerlichkeit zu tun. So wie Bewegung auf den Körper zurückwirkt – auf Herz, Stoffwechsel, Wärmehaushalt –, beeinflusst sie auch unsere innere emotionale Verfassung, unser Befinden, unser Fühlen. Was innen ist, zeigt sich außen – Äußeres wirkt auf das Innere.

Dieser Gedanke von Resonanz und Spiegelung ist bereits vielfach wissenschaftlich erforscht worden. So schreibt einer der profiliertesten Experten für Psychoneuroimmunologie, der Freiburger Internist, Psychiater und Facharzt für psychotherapeutische Medizin Prof. Dr. Joachim Bauer: »Neurobiologisch gesehen ist die gezielte Imitation, also das angeleitete Nachmachen von emotional bedeutsamen mimischen Ausdrucksformen und Körpergesten, mehr als das Erzeugen eines äußeren Scheins ohne innere Bedeutung.«[26] In der

Vitaleurythmie wenden wir dieses Prinzip der »gezielten Imitation« auf die Dynamischen Kraftfelder der Laute an.

Bauer führt weiter aus: »Untersuchungen mit modernen bildgebenden Verfahren konnten zeigen, dass die Imitation einer von Gefühlen begleiteten Geste auch die jeweils dazugehörenden Emotionszentren aktivieren kann. Dies bedeutet: Die bewusste Übernahme einer bestimmten Geste oder eines bestimmten Gesichtsausdrucks kann – zumindest zu einem gewissen Grad – eine Mitreaktion der entsprechenden Gefühle erzeugen. Die genannten Therapien mögen darüber hinaus weitere Wirkprinzpien haben, doch spielt das System der Spiegelzellen bei ihnen auf jeden Fall eine bedeutende Rolle.«[27]

Mit anderen Worten: Bewegung ermöglicht einen direkten Zugang zu unseren Gefühlen. Damit öffnen sich Erfahrungsfelder, die vorher verschlossen waren. In der Vitaleurythmie machen wir uns Körperhaltungen und Bewegungsabläufe bewusst, die unsere Vitalität auf allen vier Ebenen (siehe Seite 25 ff.) beeinflussen können. Dabei wechseln sich ruhige Bewegungsformen und dynamische Impulse ab. *Bewegung und Gefühle*

Vitaleurythmie verwendet Elemente einer meditativen Haltung (Achtsamkeit) und verbindet diese mit Bewegung. Damit schlägt sie eine Brücke zwischen der emotional-geistigen Intention und dem physischen Leib. Im Zusammenwirken von Bewegung und den Dynamischen Kraftfeldern der Laute (siehe Seite 28 f.) schafft Vitaleurythmie neue Möglichkeiten, den ganzen Menschen zu vitalisieren. *Achtsamkeit und Bewegung*

Die zweite Säule: Eine Orientierung finden

Bei der zweiten Säule der Vitaleurythmie geht es darum, einen Kompass, ein Navigationssystem für den Umgang mit Stress zu entwickeln. Dabei kommt der Achtsamkeit eine zentrale Rolle zu. *zentrale Rolle der Achtsamkeit*

Um anschaulich zu machen, worum es uns dabei geht, wollen wir gleichnishaft eine Geschichte aus dem Roman *Der Alchimist* von Paulo Coelho kurz nacherzählen.[28] Ein Geschäftsmann schickt eines Tages seinen Sohn zum größten aller Weisen, um das Geheimnis des Glücks zu erfahren. Der Sohn wandert vierzig Tage durch die Wüste und gelangt schließlich zu dem Schloss dieses weisen Mannes. Dort betritt er einen großen, festlichen Saal, in dem es köstliche Speisen gibt und viele Menschen sich angeregt unterhalten. Er muss zwei Stunden warten, bis er endlich zu dem Weisen vordringt, um ihm sein Anliegen vorzutragen: Er möchte das Geheimnis des Glücks von ihm erfahren. Der Weise hört ihm aufmerksam zu und sagt dann, es tue ihm leid, im Moment habe er keine Zeit, er solle sich doch erst einmal im Palast umschauen. Wie nebenbei bittet der Weise den jungen Mann dabei noch um einen Gefallen und gibt ihm einen Teelöffel mit zwei Tropfen Öl. Ob er diesen Teelöffel bitte mitnehmen und auch wieder zurückbringen könne, ohne die zwei Tropfen zu verschütten.

Der Jüngling geht los, treppauf, treppab, und wendet seinen Blick nicht von den zwei Tropfen Öl auf dem Löffel. Tatsächlich bringt er sie zwei Stunden später wieder zu dem Weisen zurück. Dieser fragt ihn, ob er all die schönen Dinge im Schloss gesehen hätte – die Perserteppiche, die kostbaren Möbel, den blühenden Garten? Der Jüngling gesteht, dass er von all dem nichts gesehen habe, weil er so damit beschäftigt war, auf die Öltropfen aufzupassen. Da sagt der Weise: Dann geh noch einmal los und schau dir all die Herrlichkeiten an. Den Löffel solle er wiederum mitnehmen.

Erneut macht sich der Jüngling auf und bewundert nun all die Kostbarkeiten. Als er zu dem Weisen zurückkommt, erzählt er ihm ausführlich, was er alles gesehen hat. Der Weise fragt ihn, wo denn die zwei Öltropfen seien, die er ihm anvertraut hatte. Jetzt erst merkt der Jüngling, dass er sie verschüttet

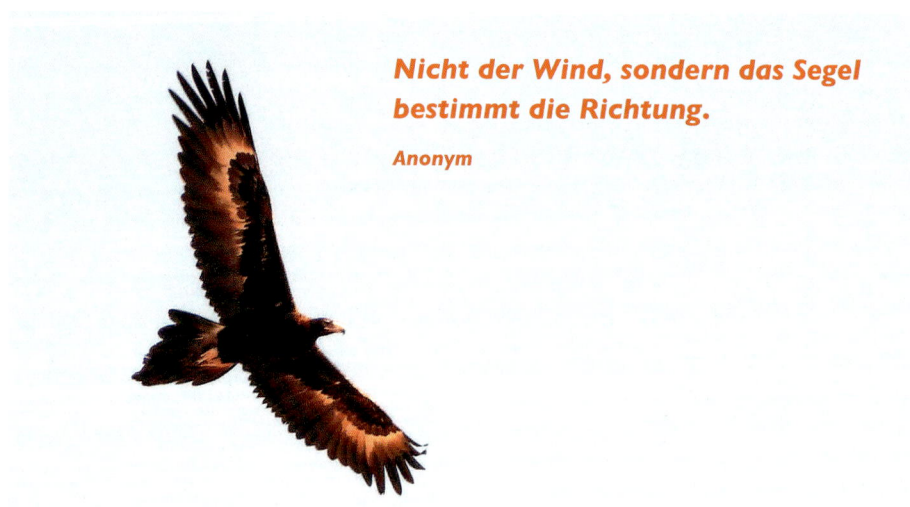

Nicht der Wind, sondern das Segel bestimmt die Richtung.

Anonym

hat. Daraufhin sagt der Weise: »Also, dies ist der einzige Rat, den ich dir geben kann. [...] Das Geheimnis des Glücks besteht darin, alle Herrlichkeiten dieser Welt zu schauen, ohne darüber die beiden Öltropfen auf dem Löffel zu vergessen.«[29]

Um diese Fähigkeit geht es auch in der Vitaleurythmie: ganz bei sich zu bleiben und trotzdem alles wahrzunehmen, was in der Umgebung geschieht. *bei sich bleiben und wahrnehmen*

Achtsamkeit als fokussierte Aufmerksamkeit

Der amerikanische Molekularbiologe und Gründer des Zentrums für Achtsamkeit in Medizin, Gesundheitswesen und Gesellschaft Jon Kabat-Zinn schreibt: »Die Kunst der Achtsamkeit liegt hauptsächlich darin, immer vollkommen wach und aufmerksam zu sein, weder schläfrig zu werden noch sich von den wechselnden Gedanken mitreißen zu lassen.«[30]

Die Qualität des Achtsamseins besteht also darin, ganz in der Gegenwart anwesend zu sein, die gesamte Aufmerksamkeit in einem bestimmten Moment auf einen bestimmten Vorgang zu richten, sich fokussieren zu können. Meistens sind wir jedoch mit unseren Gedanken in Vergangenheit oder Zukunft, aber nicht im Jetzt. Wir denken daran, was wir versäumt haben, oder überlegen, was nachher unbedingt noch erledigt werden muss. Dabei verpassen wir das, was jetzt ist, in diesem Augenblick. *in der Gegenwart anwesend sein*

Achtsam zu sein erscheint auf den ersten Blick sehr einfach. Es ist aber alles andere als leicht, wie auch die psychologischen Psychotherapeuten Andreas Knuf und Dr. Matthias Hammer sagen: »Wir alle können achtsam sein, wenn wir präsent mit dem gegenwärtigen Wahrnehmen und Empfinden verbunden sind. Aber wir können diese Achtsamkeit zumeist nicht lange halten. Achtsam zu sein kann jeder lernen. Aber Achtsamkeit ist nicht banal. Wer nicht sehr achtsamkeitserfahren ist, dem wird es wahrscheinlich nicht gelingen, seine innere Präsenz für eine oder wenige Minuten aufrechtzuerhalten. Wie kann etwas banal sein, was kaum jemandem auf Anhieb gelingt? Aber für unseren Verstand ist Achtsamkeit zu einfach, der sucht nach einer komplizierteren Methode.«[31] *innere Präsenz aufrechterhalten*

Zu dieser Präsenz im Jetzt kommt noch ein weiterer Aspekt hinzu: das wertfreie Beobachten. Meistens bewerten wir ja sofort, was wir tun und wie wir es tun. Achtsamkeit erfordert hingegen, jegliche Bewertung außen vor zu lassen. Nur wahrzunehmen und zu beobachten, was ist, ohne es zu bewerten

wahrnehmen und bewerten

oder sich dagegen zu wehren. Dazu Andreas Knuf: »Bewertungen kommen automatisch, sie kleben oft geradezu am Inhalt. Es ist fast unmöglich wahrzunehmen, ohne zu bewerten. Aber ich kann bewusst mitkriegen, dass ich gerade bewerte, und mich dann nicht weiter darin verlieren. Das gilt insbesondere für Selbstabwertungen wie ›Was habe ich mich jetzt wieder blöd angestellt!‹. Diese Gedankenschleifen führen dann beispielsweise in die Depression, zu geringem Selbstwert, zu mangelndem Selbstvertrauen. [...] Wenn ich eine Grübelschleife beenden möchte, muss ich überhaupt erst mal erkennen, dass ich gerade grübele. Und genau das wird durch regelmäßige Achtsamkeit erleichtert: Ich bekomme mit, was in mir geschieht, und dann erst habe ich die Möglichkeit, mich anders zu verhalten.«[32]

Aktions-Modus und Sein-Modus

Oder wie Jon Kabat-Zinn sagt: »Man lernt, vom Aktions-Modus in den Sein-Modus umzuschalten. Zeit für sich selbst zu reservieren, eine langsamere Gangart einzulegen, innere Ruhe und Selbstakzeptanz zu üben, den Geist kontinuierlich zu beobachten, die Gedanken zu beobachten, ohne sich von ihnen beeinflussen und davontragen zu lassen, aber auch ohne sie festzuhalten. Man lernt, alte Schwierigkeiten in einem neuen Licht zu sehen, und begreift, dass alle Dinge in Abhängigkeit voneinander existieren. Zu diesem Lernvorgang gehört die Gewöhnung an die innere Stille, die wir So-Sein genannt haben, sowie die Gewöhnung des Geistes an die Übung der Achtsamkeit.«[33]

Verstand als wertende Instanz ausschalten

Die Akzeptanz des »So-Seins« in Kombination mit der Achtsamkeit ist ein wesentlicher Baustein von Vitaleurythmie. Denn die Dynamischen Kraftfelder der Laute können ihre Wirksamkeit umso besser entfalten, je mehr wir den Verstand als wertende Instanz ausschalten und stattdessen mit unserer wahrnehmenden Aufmerksamkeit im Augenblick und in der Bewegung selbst präsent sind. Dann schweigt der mentale Autopilot. Er ist durchaus da, aber er ist ruhig. Er ordnet sich dem wertfreien Beobachten und Wahrnehmen unter.

Auf diese Weise entfaltet sich bewusste Gegenwärtigkeit. Ich lasse die Erfahrung zu, die ich in diesem Moment mache. Ich nehme sie wahr, fasse sie in Worte, aber bewerte sie nicht. Ich sage nicht, ob sie gut oder schlecht ist, richtig oder falsch. Sie ist, wie sie ist. Indem ich Begriffe dafür finde, erschließe ich mir die Erfahrung auch mit dem Verstand. Dadurch wird sie mir bewusst. So wird aus dem träumenden Bewusstsein ein waches Bewusstsein, aber ohne nach dem Warum zu fragen, ohne diese Erfahrung in eine Schublade stopfen oder in ein Ordnungssystem einsortieren zu wollen. All das würde mich wegbringen von der unmittelbaren Empfindungs- und Erfahrungsebene.

Vitaleurythmie nutzt die Besonderheiten der eurythmischen Bewegung, die Dynamischen Kraftfelder der Laute, um mentale, emotionale und körperlich-energetische Erfahrungsräume zu generieren, diese bewusst zu machen und gezielt einzusetzen. So entsteht ein entspannter, gelassener Zustand, in dem wir – um bei dem eingangs genannten Beispiel von Paulo Coelho zu bleiben – einerseits sorgsam auf die Tropfen auf dem Löffel achten können, andererseits aber auch alles wahrnehmen, was um uns herum geschieht. Wir sind aktiv in der Bewegung und begleiten diese mit unserer Achtsamkeit. Das ist Geistesgegenwart, das stärkt die Gesundheit. Dazu noch einmal Jon Kabat-Zinn: »Achtsamkeit, Einsicht und sogar eine stabilere Gesundheit sind die natürliche Folge unserer Bereitschaft, im Augenblick zu leben.«[34]

Erfahrungsräume generieren

Geistesgegenwart

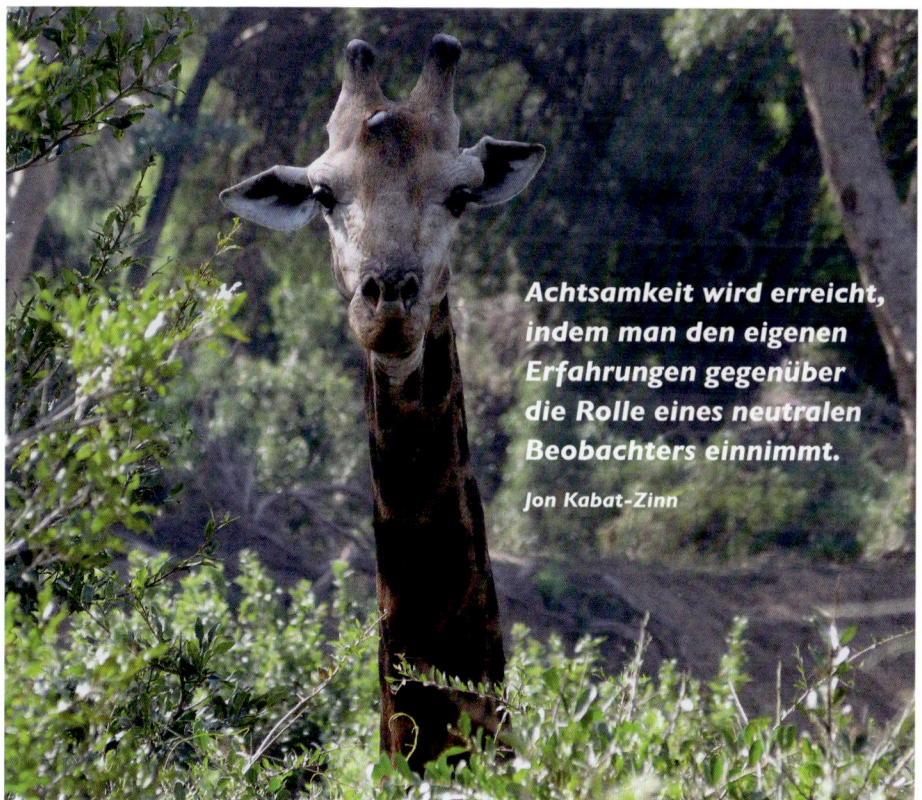

Achtsamkeit wird erreicht, indem man den eigenen Erfahrungen gegenüber die Rolle eines neutralen Beobachters einnimmt.

Jon Kabat-Zinn

Drei Zonen der Stressreaktion

Komfortzone

Im Zusammenhang mit Stressreaktionen lassen sich drei Erlebnisebenen unterscheiden, die die moderne Stressforschung als »Komfortzone«, »Herausforderungszone« und »Überforderungszone« beschreibt.[35] Als Komfortzone gilt der Bereich, in dem wir keinen Stress haben, in den wir uns zurückziehen können, in dem alles seinen Platz und seine Ordnung hat, in dem wir zufrieden sind, uns sicher und wohl fühlen. In der aber auch alles so bleibt, wie es schon immer war, wo nichts Neues geschieht.

Herausforde-rungszone

Die Herausforderungszone zeichnet sich dadurch aus, dass wir mit dem, was auf uns zukommt, gut umgehen können. Es ist die Zone des »Eustresses«, des positiven Stresses, der herausfordert, aber nicht überfordert. Wir müssen uns zwar anstrengen, aber wir wissen, wir können diese Herausforderung meistern, im Vertrauen auf unsere eigene Kraft. In der Herausforderungszone ist das Lernen zu Hause. Nur hier kann Neues geschehen, können wir uns entwickeln, etwas ausprobieren und neue Fähigkeiten erwerben.

Überforde-rungszone

In der Überforderungszone kommen wir mit den Aufgaben und Ansprüchen, die an uns gestellt werden, nicht mehr klar. Wir haben weder die Ressourcen noch die Kompetenzen dafür. Wir fühlen uns der Situation ohnmächtig ausgeliefert. Das gilt als »Disstress«, als negativer Stress. Die typischen Reaktionsweisen im Zustand von Disstress und Überforderung sind Angriff, Flucht und Totstellen (fight, flight and freeze). Auf der emotionalen Ebene drückt sich das in Wut, Angst und Lähmung aus, und zwar in dieser Reihenfolge, entsprechend der Energie, die wir für die jeweilige Reaktion aufwenden müssen. Am Anfang ist noch viel Energie da, sie befähigt uns zum Angriff. Zum Fliehen brauchen wir schon etwas weniger, und das Totstellen beansprucht am wenigsten Energie: Wir verharren regungslos in der Hoffnung, dass es bald vorbei sein möge.

Angriff und Flucht

Diese Reaktionen können wir tagtäglich in unterschiedlicher Ausprägung erleben. Den Angriff kennen wir als aggressives Verhalten, Wutausbruch, Herumschreien, Beleidigen und Provozieren. Aus der Flucht wird ein Ausweichen, Runterschlucken, um den heißen Brei Herumreden, oder auch eine Ersatzhandlung wie Essen, Aufräumen, Fensterputzen, Kochen. Totstellen äußert sich in Aussitzen, Wegschauen, Ignorieren, Verstummen; ein aktives Handeln findet nicht mehr statt.

Problematisch wird es, wenn wir zu oft oder sogar ständig Situationen ausgesetzt sind, die uns überfordern. Dann sinkt die Schwelle, bis eine Stressreaktion einsetzt, immer mehr ab, und die Zeit bis dahin wird immer kürzer. Das können wir durchbrechen, wenn wir uns mithilfe von Achtsamkeit (siehe Seite 47 ff.) der verschiedenen Antreiber (siehe Seite 36 ff.) bewusst werden. Dann können wir die Kettenreaktion unterbrechen bzw. die Stressreaktion verhindern. Es ist, als würden wir einen Fuß in die Tür bekommen und handlungsfähig bleiben. Damit kommen wir in Kontakt mit uns selbst und mit der Gegenwart, mit dem Jetzt. Wir gelangen zurück in die Herausforderungszone. Gegebenenfalls können wir sogar noch einen Schritt weitergehen und uns in unsere Komfortzone zurückziehen, um uns zu regenerieren.

Stressreaktionen verhindern

In Seminaren zur Vitaleurythmie bieten wir Übungen an, in denen Sie gezielt Erfahrungen mit diesen drei Zonen machen können und merken, wie Ihre Stressreaktion ausfällt.

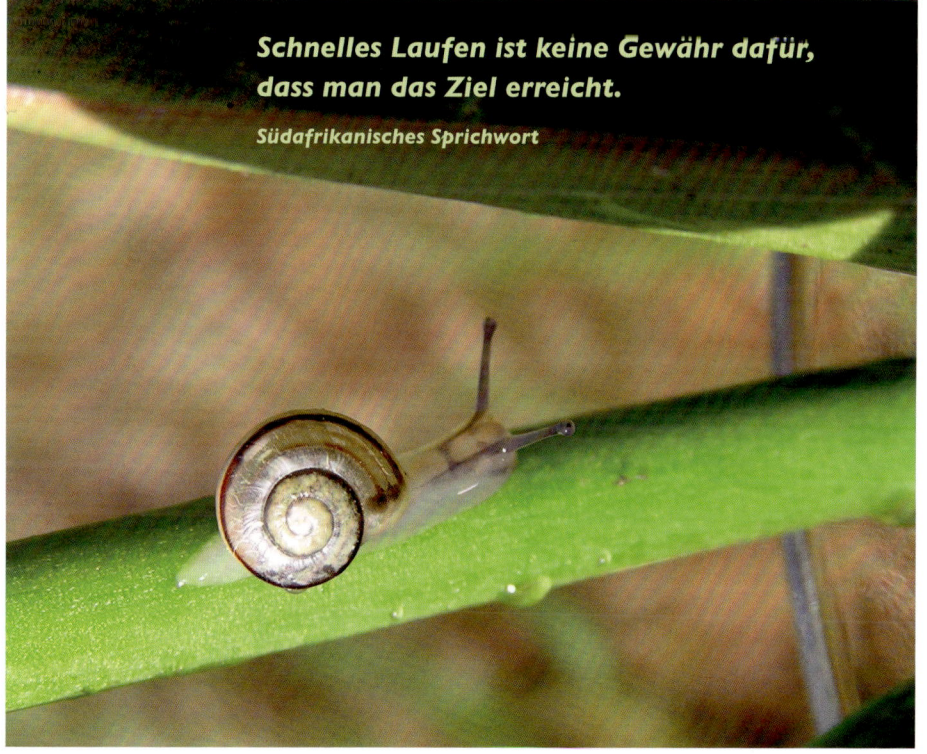

Schnelles Laufen ist keine Gewähr dafür, dass man das Ziel erreicht.
Südafrikanisches Sprichwort

Zeitempfinden und Entschleunigen

Jeder von uns kennt das Gefühl: Die Zeit rast. Eben war noch Frühling, jetzt ist schon wieder Herbst. Der Tag könnte gut und gerne 48 Stunden haben – denn *Zeitmangel* 24 reichen definitiv nicht aus für all das, was wir uns vornehmen oder zu tun haben. Wir sind längst dort angekommen, wo die grauen Herren von der Zeitsparkasse aus Michael Endes *Momo*[16] uns haben wollen: Wir sind Getriebene unseres Zeitmangels.

»Zeit ist das Element, in dem wir existieren. Wir werden entweder von ihr dahingetragen oder ertrinken in ihr.«[37] Das ist ein Satz der Schriftstellerin Joyce Carol Oates (geboren 1938). Nie war er zutreffender als heutzutage. Die Kernfrage ist: Welches Verhältnis haben wir zur Zeit? Stemmen wir uns gegen die Zeit oder sind wir im Fluss mit ihr, werden wir von ihr getragen? Zeit umgibt uns, wie uns die Umwelt umgibt. Es kommt nur darauf an, wie wir sie erleben – und das ist individuell sehr verschieden. Jeder von uns hat sein eigenes Zeitempfinden: Wenn wir auf etwas warten, schleppt sich die Zeit dahin, Sekunden dehnen sich wie Stunden. Umgekehrt fliegt die Zeit dahin, wenn wir etwas besonders Schönes erleben.

Vitaleurythmie will dazu verhelfen, ein neues Gefühl für die Zeit zu entwi-*neues Gefühl* ckeln, bewusster und selbstbestimmter mit ihr umgehen zu können.
für die Zeit Im antiken Griechenland gab es zweierlei Zeitqualitäten: Chronos und Kai-
entwickeln ros. Chronos ist die Zeit, die sich mit einem Chronometer messen lässt, in Sekunden, Minuten, Stunden, Tagen, Wochen, Monaten, Jahren. Es ist die äußere, die mechanische Zeit, die in definierten Einheiten die Quantität misst und meist unser Leben bestimmt.

Kairos dagegen beschreibt die Zeit in ihrer Qualität, den richtigen Moment. Diese Zeit ist immer im Jetzt, und sie ist immer erfüllt. Wo Chronos Vergangenheit und Zukunft hat, ein Gestern und ein Morgen, ermöglicht Kairos das Erleben der Zeit im Augenblick als etwas Sinnerfülltes.

Heutzutage verdichten wir die Zeit immer mehr, wir leben in einem Übermaß von Chronos. Wir versuchen, immer mehr in die Zeit hineinzupressen. Im besten Fall teilen wir uns den Tag ein, nehmen uns aber zu viel vor und merken am Ende, dass wir wieder einmal nicht alles geschafft haben. Im schlechtesten Fall lassen wir dem Chaos seinen Lauf, strampeln uns ab und rudern immer stärker gegen den Zeitdruck an. Statt Herr unserer Zeit zu sein, lassen wir zu, dass Zeitfresser sich unserer Zeit bemächtigen wie Diebe.

Damit verpassen wir Kairos als Reichtum des Augenblicks. Wir gönnen uns das Gefühl des Verweilens nicht mehr. Um den Zeitfressern von Chronos zu entgehen und Kairos zu erleben, müssen wir bewusst Pausen einlegen. Uns nicht mehr hetzen lassen. Etwas genießen. Den Moment, das Jetzt, wahrnehmen. Das geht nur, wenn wir langsamer werden, wenn wir uns entschleunigen und Chronos und Kairos in eine Balance bringen. Oft fehlt uns dafür der Mut, weil wir meinen, keine Zeit zu haben.

Balance von Chronos und Kairos

Der Arzt Paracelsus (1493–1541) prägte den Begriff der »balsamischen Zeit«. Das ist die Zeit, in der Chronos und Kairos im Einklang sind. Genau solche balsamische Zeit brauchen wir in der Hektik und im Stress unseres heutigen Lebens. Das Entscheidende dabei ist: Diese Zeitqualität entsteht nicht von allein, wir können sie nur selbst erschaffen, indem wir uns diese Zeit zugestehen und auch einräumen.

Statt zu sagen: »Ich habe keine Zeit«, sollten wir besser zugeben, dass wir uns keine Zeit nehmen. Weil wir selbst entscheiden, was wir tun, ob und wie lange wir uns für etwas Zeit nehmen. Wenn wir das nämlich nicht tun, haben wir etwas anderes als wichtiger eingeschätzt, ihm mehr Priorität eingeräumt. Wir haben die Wahl. Nicht immer, aber öfter, als wir denken.[38]

»keine Zeit haben« versus »sich keine Zeit nehmen«

Angesichts der unzähligen Möglichkeiten, die sich uns heute bieten, sind wir jedoch kaum noch in der Lage, eine Wahl zu treffen. Wir sehen vor lauter Bäumen den Wald nicht mehr. Wir denken: Vielleicht hätte es ja noch eine bessere Alternative gegeben als die, für die ich mich jetzt entschieden habe? Und im Zweifel bin ich mir dann selbst am unwichtigsten.

Wenn wir Kairos erleben wollen, das Jetzt, den Augenblick, bleibt uns nichts anderes übrig, als Prioritäten zu setzen und der Achtsamkeit Raum zu geben. Vitaleurythmie kann dabei eine große Hilfe sein.

Prioritäten setzen

Die dritte Säule: Handlungsoptionen

Bei den ersten beiden Säulen der Vitaleurythmie geht es darum, Symptome und Ursachen von Stress zu beschreiben sowie eine Orientierung zu geben, wie und womit man sich darin orientieren und zurechtfinden kann. In der dritten Säule beschäftigen wir uns nun damit, wie es gelingt, aus dem Stress-Karussell auszusteigen, Veränderungen herbeizuführen, Selbstwirksamkeit zu erfahren.

aus dem Stress-Karussell aussteigen

Dabei unterscheiden wir zwei Ebenen der Intervention:

zwei Ebenen der Intervention

- kurzfristige Strategien, die rasch wieder ins Lot bringen, entspannen lassen,
- langfristige Strategien, die sich auf die Ursachen des Problems richten und über die eine Lebensstiländerung erreicht werden kann. Dazu gehört zum Beispiel, Antreibern mit Erlaubnissen zu begegnen, über Werte und Glaubenssätze nachzudenken, dem Alltag einen Rhythmus zu geben. Mit solchen Maßnahmen können wir etwas an den Ursachen von Anspannung, Unzufriedenheit und Gestresstsein verändern.

Hinzu kommt ein weiteres sehr wirksames Mittel: das Üben. Denn ohne übende Haltung, ohne beharrliches, langfristiges Wiederholen ändert sich nichts. Auch muss unsere Erwartungshaltung, was sich alles verändern sollte, im Einklang stehen mit dem, was realistisch möglich und umsetzbar ist.

kleine Schritte mit großer Wirkung

Schon kleine Schritte können eine große Wirkung haben und Veränderungen herbeiführen. Wichtig ist, konsequent dranzubleiben. Deshalb haben wir diesem für uns alle heute ziemlich schwierigen Thema des Übens einen eigenen Abschnitt gewidmet (siehe Seite 59 ff.).

dem Stress die Spitze nehmen

Die **kurzfristigen Strategien** helfen im Moment, in einer akuten Situation. Sie erleichtern es, aus einer stressigen Situation auszusteigen, und verhindern somit eine Eskalation. Dazu gehören zum Beispiel:

- tief durchatmen
- auf 10 zählen
- das Fenster öffnen
- den Raum verlassen
- die Toilette aufsuchen
- einmal kurz um den Block gehen
- einen Spaziergang machen
- etwas essen oder trinken
- shoppen gehen

und vieles andere mehr. Jeder hat hierfür seine eigene Strategie. Es sind Maßnahmen, um dem Stress die Spitze zu nehmen, uns kurzfristig zufriedener zu machen, uns abzulenken. Am Problem selbst verändert sich nichts.

Zu den *langfristigen Strategien* gehören alle Maßnahmen, die das Verhalten und damit den Lebensstil verändern können. Einige Beispiele:

den Lebensstil verändern

- den Alltag rhythmisch strukturieren
- sich täglich bewegen (spazieren gehen, Sport treiben, tanzen)
- Entspannungsübungen machen (zum Beispiel Yoga, autogenes Training, Tai-Chi, Chi-Gong, progressive Muskelentspannung nach Jacobson)
- Achtsamkeit üben (siehe Seite 47 ff.)
- sich mit den individuellen Antreibern auseinandersetzen (siehe Seite 36 ff.)
- den jeweilig dominierenden Antreibern mit Erlaubnissen begegnen (siehe Seite 56 ff.)
- sich künstlerisch betätigen: singen, malen, Theater spielen, musizieren
- einmal in der Woche einen »heiligen Termin« etablieren, an dem ich etwas für mich tue – alleine oder mit anderen.

Bei all diesen auf Langfristigkeit angelegten Maßnahmen kommt es darauf an, das individuell Passende zu finden. Denn es geht darum, Verantwortung für sich selbst zu übernehmen, sich genügend zu spüren, auf sich zu hören, seine Wahrnehmungen für wahr zu nehmen. Damit erhöht sich die Belastbarkeit und verbessert sich die Stresstoleranz.

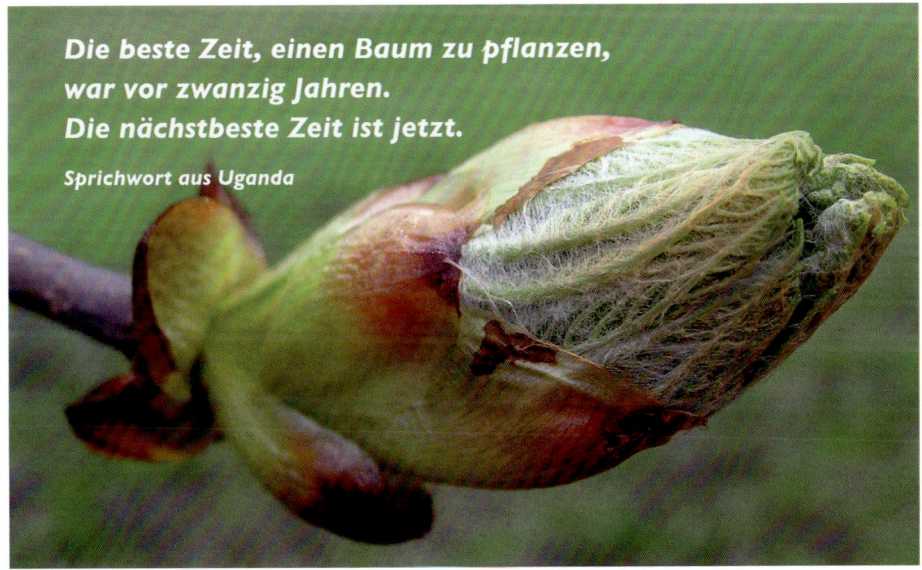

Die beste Zeit, einen Baum zu pflanzen, war vor zwanzig Jahren. Die nächstbeste Zeit ist jetzt.

Sprichwort aus Uganda

Den Antreibern mit Erlaubnissen begegnen

Neben den vorgenannten langfristigen Maßnahmen gibt es auch noch Strategien, die Ihre innere Einstellung und Persönlichkeitsstruktur betreffen und damit das Problem bei der Wurzel packen. Auf Seite 36 ff. haben wir fünf Antreiber benannt, mit denen wir uns selbst unter Druck setzen und Stress erzeugen. Manche von ihnen haben sich über viele Jahrzehnte hinweg in uns breitgemacht und unser Verhalten bestimmt. Es gibt jedoch eine Methode, um *den inneren Antreibern Positives entgegensetzen* diesen Antreibern etwas Positives entgegenzusetzen und damit dem Stress die Grundlage zu entziehen: Erlaubnisse. Damit können wir die Antreiber in ihre Grenzen weisen und wieder neu handlungsfähig werden. Allerdings kommen diese Erlaubnisse nicht von alleine zustande, wir müssen sie uns selbst und immer wieder von Neuem erteilen. Matthias Burisch schreibt dazu: »Es kann eine ungeheure Erleichterung bewirken, auf die eigenen Antreiber und ihre verheerende Wirkung aufmerksam gemacht zu werden. [...] Ihre Entschärfung ist ein Langfristprojekt; aber eines, das auch Spaß macht.«[39]

Die Antreiber und die dazugehörenden Erlaubnissätze:[40]

Antreiber	Erlaubnissatz
Sei stark!	*Ich darf schwach sein und mir Hilfe holen.* Ich darf zeigen, wie mir zumute ist, und meine Wünsche äußern. Ich darf Gefühle haben, sie wahrnehmen und mich entscheiden, sie zu zeigen oder für mich zu behalten.
Sei perfekt!	*Ich bin richtig, so wie ich bin. Ich darf Fehler machen.* Jeder Mensch ist einzigartig. Ich brauche mich nicht zu verbiegen, um einer Norm zu genügen. Ich darf mir immer wieder sagen: Mit zwanzig Prozent des Einsatzes erreiche ich achtzig Prozent des Erstrebten (Pareto-Prinzip).
Mach's den anderen recht!	*Ich darf auf meine Bedürfnisse achten und sie mindestens so wichtig nehmen wie die der anderen.* Ich bin auch dann wertvoll, wenn andere nicht mit mir zufrieden sind. Ich nehme meine eige-

nen Gefühle und Gedanken ebenso ernst wie die der anderen. Ich darf meine eigene Meinung haben und anderen widersprechen.

Beeil dich!

Ich darf mir die Zeit nehmen, die ich brauche.
Ich darf die Dinge in meinem eigenen Tempo tun. Ich bestimme, wie viel Zeit ich brauche. Frei nach dem Motto: Gut Ding will Weile haben.

Streng dich an!

Ich darf meine Aufgaben so erledigen, wie es meiner Kraft entspricht.
Ich darf spüren, wenn es mir zu viel wird. Ich darf entspannt arbeiten, ohne verbissen zu werden.

Um besser zu erkennen, wann wir diesen fünf Antreibern auf den Leim gehen, müssen wir ein Bewusstsein für sie entwickeln und uns zusätzlich die jeweiligen Erlaubnisse einprägen. Dafür gibt es mehrere Möglichkeiten:

Bewusstsein für die Antreiber entwickeln

- Ich werde mir bewusst, welche der fünf Antreiber bei mir besonders dominant sind.
- Ich achte darauf, welche von ihnen im Tagesverlauf ihre Stimme erheben und bei welcher Gelegenheit.
- Ich begegne ihnen, indem ich innerlich den entsprechenden Erlaubnissatz formuliere.
- Ich nehme mir an jedem Abend fünf bis zehn Minuten Zeit und lasse den Tag Revue passieren. Dabei überlege ich, wie oft die Antreiber mein Verhalten bestimmt haben. Ich mache mir klar, ob es vorher Anzeichen dafür gab, und wenn ja, welche. Mit der Zeit lerne ich, diese Anzeichen so rechtzeitig zu erkennen, dass ich schon in diesem Moment auf die passenden Erlaubnisse umschwenken und damit die Antreiber in die Schranken weisen kann.
- Manchmal ist es leichter, diese Übung am Morgen zu machen, im Vorblick auf den Tag. Ich überlege, welche Aufgaben auf mich zukommen und wo die Antreiber eventuell ihre Fallstricke ausgelegt haben könnten, über die ich dann stolpere. Am nächsten Morgen kann ich im Rückblick noch einmal prüfen, wie gut mir das gelungen ist, und für den kommenden Tag daraus lernen.

Bewusstsein für die Antreiber pflegen

Wichtig ist, dass wir dieses Bewusstsein für die fünf Antreiber und ihre Erlaubnisse täglich pflegen, denn nur dadurch wird es uns gelingen, sie langfristig in den Griff zu bekommen. Matthias Burisch empfiehlt, die Erlaubnisse »groß auf Papier zu schreiben und an die Wand zu heften, zum Beispiel an die Innenseite der Eingangstür«.[41] Wir können sie auch als Merkzettel auf dem Bildschirm des Computers, Smartphones oder Tablets erscheinen lassen oder – in Verbindung mit einem schönen Foto – als Bildschirmschoner, der uns mehrmals täglich daran erinnert.

Antreiber in Erlaubnisse transformieren

Auf Seite 123 ff. greifen wir die Erlaubnisse noch einmal auf und zeigen, wie Vitaleurythmie sie in ihrer Wirkung unterstützt. Denn Vitaleurythmie verstärkt die Kraft, mit der wir unsere Antreiber in Erlaubnisse transformieren können, sodass sie als Energiequelle zur Verfügung stehen und ihre destruktive Potenz verlieren.

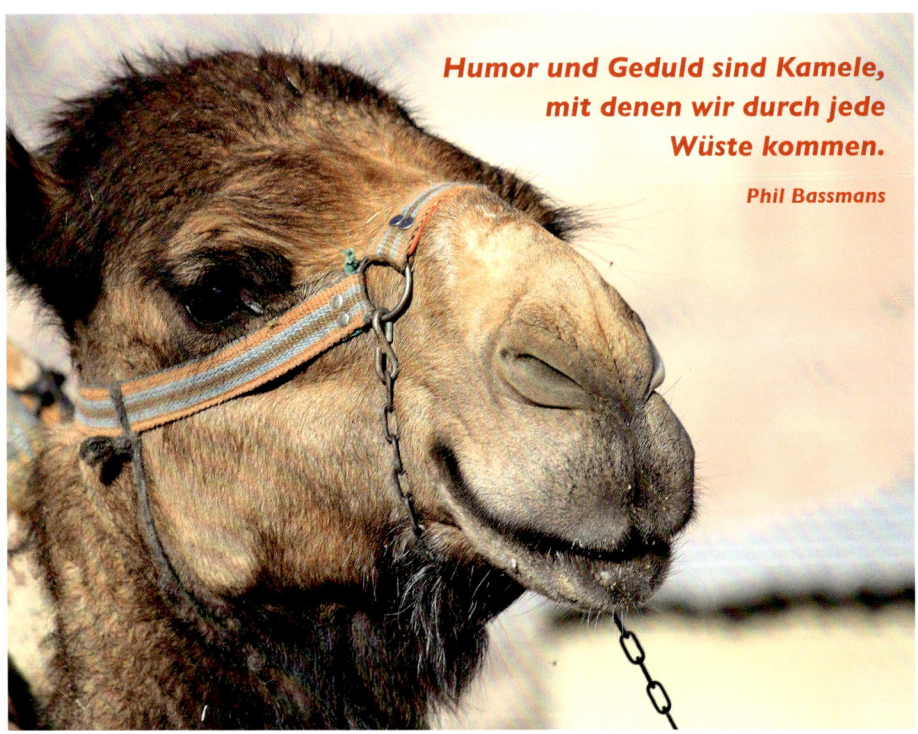

Humor und Geduld sind Kamele, mit denen wir durch jede Wüste kommen.

Phil Bassmans

Die heilsame Kraft des Übens

Üben hat ein schlechtes Image. Es ist mühsam und kostet Zeit, es ist lästig, es hält uns von anderen wichtigen Tätigkeiten ab, es macht Muskelkater, es kostet Überwindung, ist altmodisch, es erscheint nicht mehr zeitgemäß.

Aber ohne Üben ist der Mensch kein Mensch. Schon wenn ein Kind Laufen lernt, ist unmittelbar zu sehen, worauf es im Kern ankommt: üben, üben, üben – immer und immer wieder, unermüdlich. Jeder Beruf ist nur durch Üben erlernbar, und ebenso jedes Instrument und jede Sportart. Geschicklichkeit und Kompetenz setzen Üben voraus, Lernen und Üben hören zeitlebens nie auf.[42]

Beim Üben geht es immer darum, dass wir eine Frustrationstoleranz entwickeln. Wir dürfen nicht erwarten, dass wir etwas sofort können, sondern wir müssen die Unvollkommenheit aushalten lernen. Erst stetiges Wiederholen im Üben bringt uns der Vollkommenheit oder dem Gelingen schrittweise näher.

Frustrationstoleranz entwickeln

In unserer heutigen Kultur wird das Üben jedoch immer unpopulärer. Weil es Disziplin erfordert und Geduld. Beides sind Tugenden, die nicht besonders beliebt sind. Vielmehr erwarten wir, dass alles sofort klappt, ohne dass wir uns dafür besonders anstrengen müssen – weil wir den Willen dafür nicht aufbringen. Üben ist immer eine Frage der Willenskraft.[43]

eine Frage der Willenskraft

Üben wirkt im Kern entschleunigend. Wenn zum Beispiel beim Klavier- oder Flötespielen ein Lauf oder beim Tanzen eine Schrittfolge nicht gut gelingt, muss ich das Tempo reduzieren und noch einmal ganz langsam beginnen. Erst wenn ich das beherrsche, kann ich allmählich wieder schneller werden. Es gilt also, zuerst die Langsamkeit zu ertragen, bevor das gewünschte Tempo erreicht werden kann.[44]

Üben heißt allerdings nicht, einfach zwanzigmal das Gleiche zu machen, und das war's dann. Es geht nicht um stupides Wiederholen, sondern um das geduldige eigene Gestalten einer sich wiederholenden Tätigkeit.

Üben bedeutet, eine neue Fertigkeit, eine neue Kompetenz und eine neue Haltung zu erlangen. Das lässt sich auf viele Situationen übertragen – letztlich auf das gesamte Leben, auch auf den Alltag. Es ist eine innere Haltung, mit der wir unser Leben gestalten.[45]

Üben und das heute viel strapazierte Wort »Nachhaltigkeit« haben unmittelbar etwas miteinander zu tun. Der Begriff Nachhaltigkeit stammt ursprünglich aus der Forstwirtschaft. Er umschreibt das Prinzip, dass nicht mehr

Üben und Nachhaltigkeit

Bäume abgeholzt werden dürfen als nachwachsen können. Dieses Prinzip lässt sich auf unser alltägliches Leben übertragen: Wir sollten nicht Raubbau treiben mit unseren Kräften, sondern die Energie, die wir über den Tag hinweg verbraucht haben, gezielt wieder aufbauen. Oder um im Bild zu bleiben: Wir sollten nicht mehr Kraftbäume abholzen, als wir aufforsten können.

verbrauchte Energie wieder aufbauen

Vitaleurythmie unterstützt in diesem Sinne das Üben, sie setzt aber auch die innere Bereitschaft zum Üben voraus.

Wer übt, wird selbstbewusst

Jedes Üben macht nur Sinn, wenn es zielgerichtet erfolgt und auf Einsicht beruht. Konkret: Schon eine halbe Stunde zügiges Spazierengehen täglich senkt den Blutdruck und beugt Herz-Kreislauf-Erkrankungen vor. Also nehme ich mir vor, jeden Morgen vor dem Frühstück einmal durch den Park zu laufen. Diesem Vorsatz bleibe ich dann aber doch nicht treu, weil mir immer wieder etwas dazwischenkommt. Erst wenn ein triftiger Grund hinzukommt, räume ich dem Spaziergang einen höheren Stellenwert ein und laufe regelmäßig. Vielleicht nicht täglich, aber dreimal in der Woche.

Einsicht in die Notwendigkeit

Diese Situation lässt sich auf jede Form des Übens übertragen. Es braucht immer die Einsicht in die Notwendigkeit, in den Sinn und den Zweck einer Übung, damit wir bereit sind, sie auf uns zu nehmen.

Beim Üben werten wir nicht. Wir tun etwas und nehmen wahr, was geschieht. Wir geben uns Zeit und erwarten nicht sofort Resultate. Wir sind geduldig und freundlich mit uns. Wir hinterfragen nicht jedes Mal den Sinn der Übung, ob sie wirklich etwas bringt. Wir folgen auch nicht momentanen Stimmungen oder einem Lustprinzip. Wir üben einfach, ganz egal, wie es uns heute geht und ob wir gut drauf sind oder nicht.

keine Übsequenz ist wie die andere

Das Interessante ist: Keine Übsequenz ist wie die andere. Was wir beim vorigen Mal erfahren haben, lässt sich nicht wiederholen oder ein weiteres Mal erzwingen. Nur wenn wir geistesgegenwärtig sind, wenn wir im Jetzt wahrnehmen, was geschieht, können wir erleben, was die Übung heute mit uns macht. Wir sind wertfrei anwesend und aufmerksam im Hier und Jetzt.

Für jedes Üben gilt: Aller Anfang ist schwer. Wer regelmäßig üben möchte, muss zu Beginn seinen inneren Bequemlichkeits-Schweinehund überwinden. Es ist nicht leicht, zu einer bestimmten Zeit an bestimmten Tagen immer wieder aufs Neue zu üben. Aber jede Reise beginnt mit dem ersten Schritt. Und die Erfahrung lehrt: Wer drei oder vier Wochen wirklich bei der Stange bleibt, hat schließlich innerlich das Bedürfnis, die Übung zu machen, sonst fehlt etwas. Und: Durch das regelmäßige Üben fällt es mit der Zeit immer leichter. Denn Rhythmus ersetzt Kraft.

Rhythmus ersetzt Kraft

Das Üben eröffnet außerdem eine Möglichkeit, die fremdbestimmten Anteile in unserem Leben auszugleichen. Es gibt ständig Situationen, in denen wir uns nach Gegebenheiten richten müssen, die von außen auf uns zukommen, in denen andere über uns bestimmen. Wir reagieren auf das, was die Welt von uns verlangt. Wenn wir nicht aufpassen, gehen wir uns dabei selbst verloren.

Hier schafft das Üben ein Gegengewicht. In das, was unseren Alltag normalerweise ausmacht, setzen wir einen Akzent, der nur von uns ausgeht. Wir handeln selbstbestimmt. Wir schaffen uns einen Raum, in dem wir die Zügel in der Hand haben, in dem wir Kapitän sind auf unserem Lebensschiff. Dort bestimmen nur wir, was wir tun und wie. Niemand sonst hat dort etwas zu sagen.

Gegengewicht zur Fremdbestimmung

In diesem Sinne stärkt jedes Üben die Eigenkompetenz, die Fähigkeit zur Selbstführung. Wir erfahren uns in unserer Selbstwirksamkeit, bekommen ein Gefühl für uns, erleben die verschiedenen Anteile unseres Selbst. Dadurch bilden sich »seelisch-geistige Muskeln«, wir stecken anders und besser in unserer Haut. Wir können uns dann wieder gelassener, sicherer und stabiler in unseren Lebenszusammenhang stellen. Die Erfahrung unserer Selbstwirksamkeit lässt unser »Selbst-Bewusstsein« wachsen.

Stärkung der Eigenkompetenz

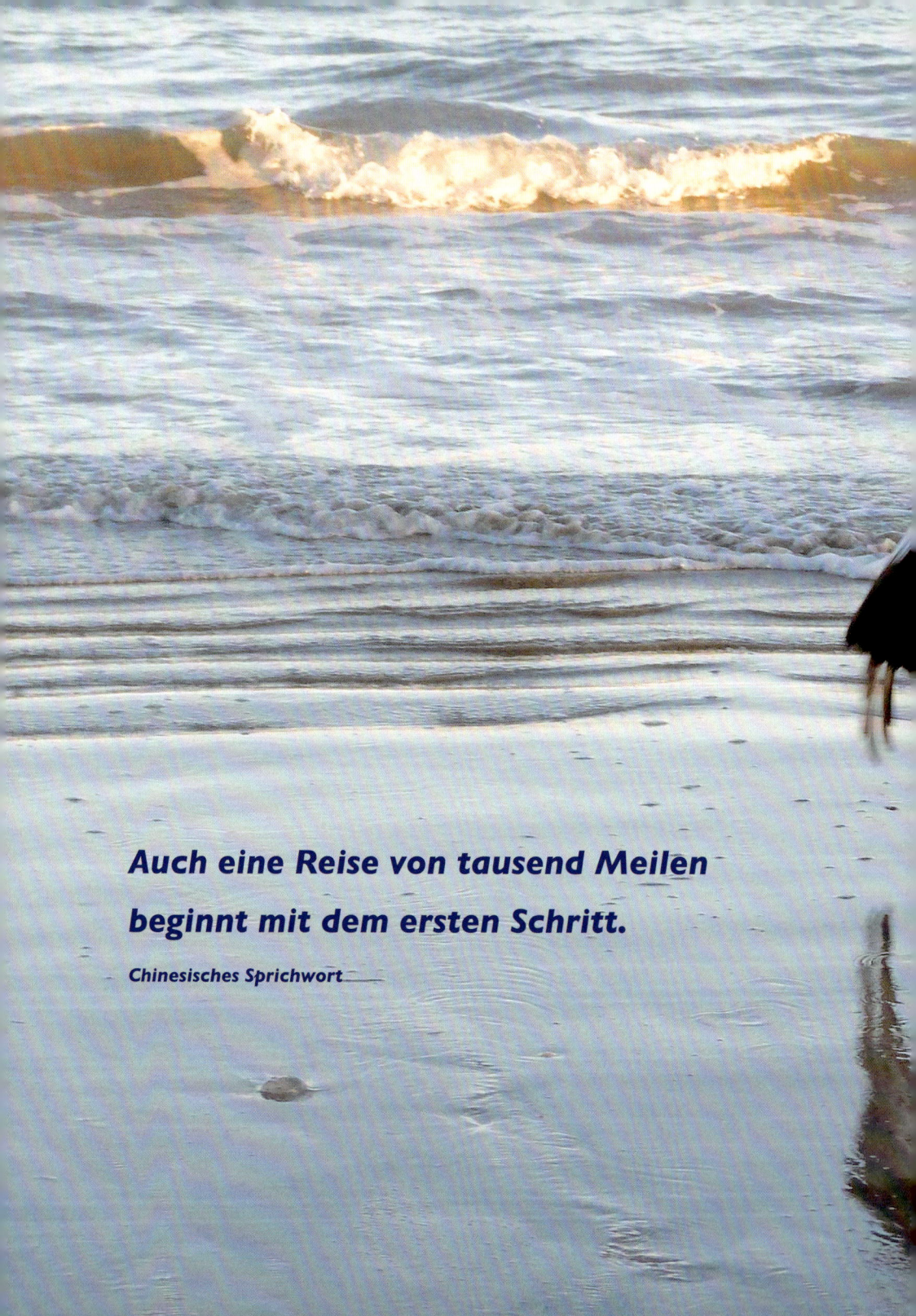

Auch eine Reise von tausend Meilen beginnt mit dem ersten Schritt.

Chinesisches Sprichwort

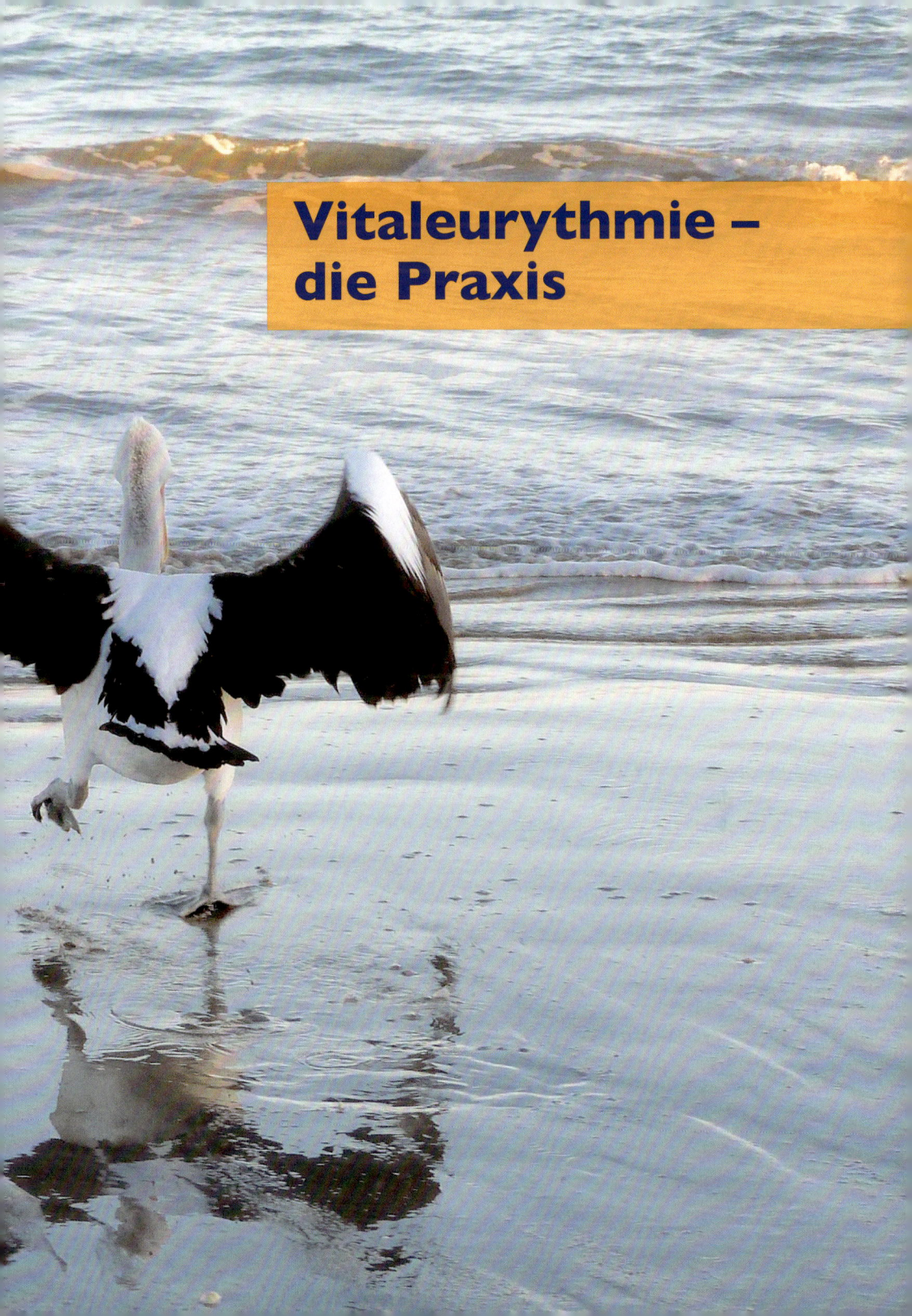

Vitaleurythmie – die Praxis

Vitaleurythmie-Übungen sind für Einzelpersonen und Gruppen konzipiert. Bei den *Übungen für Einzelpersonen* geht es vor allem darum, individuelle Erfahrungen zu machen. Solche Übungen setzen wir auch im Einzelcoaching ein, wenn Sie vor bestimmten Fragestellungen stehen, mit denen Sie alleine nicht fertig werden:

- Sie sind ständig angespannt und suchen eine wirksame Entspannungsmethode.
- Manches geht Ihnen zu sehr unter die Haut, und Sie brauchen eine Möglichkeit, sich besser abzugrenzen.
- Sie haben immer wieder Probleme am Arbeitsplatz oder in der Familie und suchen Möglichkeiten, damit besser umgehen zu können.
- Eine schwierige Entscheidung steht bevor, und Sie brauchen Unterstützung, um die richtige Antwort zu finden.
- Sie haben kein gutes Körpergefühl und brauchen eine Anleitung, wie Sie besser mit sich in Kontakt kommen können.
- Sie haben das Bedürfnis, sich besser zu erden und mit beiden Beinen stabiler im Leben zu stehen.

Im Einzelcoaching kombinieren wir vitaleurythmische Übungen mit Gesprächs- und Beratungselementen. Die Beratungs- und Bewegungssequenzen passen wir an Ihre individuellen Bedürfnisse und Fragestellungen an.

Die *Team-Übungen* sind darauf abgestimmt, in Gruppenprozessen Verhaltensmuster zu verdeutlichen und daraus Konsequenzen abzuleiten. Dabei kommt es nicht mehr nur auf die Selbstwahrnehmung an, sondern auch darauf, die Perspektive des anderen einnehmen zu können, auf den anderen zu achten, sich auf Erfordernisse und Regeln einzulassen, flexibel zu sein.

Zusammenarbeit und Gruppenprozesse kranken ja oft daran, dass verschiedene Verhaltensmuster oder Dynamiken der Mitarbeiter ungebremst aufeinanderstoßen; dadurch entstehen Reibereien, Auseinandersetzungen und Konflikte, die die Zusammenarbeit erschweren. Hinzu kommen die unterschiedlichen Interessen von Chefetage und Mitarbeitern. Aus diesen Unterschieden kann sich für Arbeitsabläufe und Gruppenprozesse ein vielfältiges Konfliktpotenzial ergeben, das manchmal zu regelrechten Blockaden führt und die Zusammenarbeit unnötig erschwert oder unmöglich macht.

In unseren Übungen der Vitaleurythmie werden solche Muster erfahrbar, sodass sie im Auswertungsgespräch erkannt und bearbeitet werden können – auf der individuellen Ebene ebenso wie in der Gruppe. Diese Übungen stehen also nie alleine, sondern immer im Zusammenhang mit dem vorgegebenen Thema und dem gesamten systemischen Setting.

Das Gespräch hat den gleichen Stellenwert wie die Übung selbst. Unsere Übungen sind eingebettet in ein professionelles Gesamtkonzept, aus dem sich dann auch Schlüsse ziehen lassen und Lösungsansätze und Übungswege ergeben, die sich in die Arbeitswelt und den Alltag transferieren lassen.

Es gibt in Gruppen, Teams, Kollegien und Partnerschaften immer wieder Momente und Gelegenheiten, wo gerade das Element der Bewegung die Arbeitsbeziehung erfrischen und erneuern kann. Tagungen, Konferenzen, Klausuren und Sitzungen kommen meist nach einiger Zeit an einen Punkt, wo niemand mehr richtig zuhören kann und überfordert ist, ein bestimmtes Thema immer nur kognitiv zu be- und verarbeiten. Die achtsamen Bewegungsübungen der Vitaleurythmie schaffen hier einen Methodenwechsel: Sie lockern die gesamte Situation auf und machen das Thema auf einer neuen Ebene erfahrbar. Zudem erzeugt das gemeinsame Bewegen eine alle Teilnehmer verbindende Dynamik, sodass bereits bekannte Situationen und Personen neu erfahrbar werden. Damit erschließen sich andere Dimensionen der Zusammenarbeit, der Kommunikation und des Umgangs miteinander.

Die Flow-Übung

Ein Beispiel für einen solchen Erfahrungsprozess ist die Flow-Übung: Die Gruppe steht im Kreis. Die Aufgabe besteht darin, einen Bewegungsstrom gleichmäßig durch den Kreis laufen zu lassen, indem eine von der nebenstehenden Person ankommende Handbewegung aufgenommen und an den nächsten Nachbarn weitergegeben wird. Wichtig ist dabei, dass die Bewegung gleichmäßig fließt, nicht schneller wird, nicht langsamer, dass sie nicht ins Stocken kommt und sich rundum auf der gleichen Höhe bewegt.

Die Übung kann auf verschiedene Weise variiert werden: im Tempo, in der Ausführungshöhe, mit mehreren Wellen hintereinander und Ähnliches mehr.

Überall da, wo es im Verlauf dieser Übung »hakt«, können Problemfelder in der Zusammenarbeit sichtbar werden, die wir bei Bedarf bearbeiten.

Auf diese Art machen wir in der Gruppe weitere Übungen mit unterschiedlichem Schwierigkeitsgrad und mit wechselnden Herausforderungen, zum Beispiel rhythmische Übungen mit Stäben oder Kugeln. Dabei kommt es darauf an, das eigene Tun mit dem, was die anderen machen, in einen sinnvollen Zusammenhang zu bringen, ohne aus dem Konzept zu kommen. Alle diese Maßnahmen zielen darauf ab, die Zusammenarbeit in der Gruppe zu optimieren und gleichzeitig die Eigenkompetenz der Teilnehmer zu stärken.

In diesem Buch beschreiben wir keine weiteren Gruppenübungen, weil sie professionell eingebettet und angeleitet werden müssen.

Vorab zu beachten

Grundsätzlich können Sie Vitaleurythmie überall machen – in den eigenen vier Wänden ebenso wie im Büro oder unterwegs, kurzum: überall da, wo Sie sich Raum dafür schaffen können. Trotzdem gilt es, einiges vorab zu beachten:

- Der Zeitpunkt des Übens sollte gut in Ihren Tagesablauf passen – egal ob morgens, mittags, nachmittags oder abends. Der Morgen ist dafür allerdings ideal, weil der Tag noch vor Ihnen liegt und nicht andere Notwendigkeiten das Üben verdrängen.
- Klären Sie für sich, wie oft Sie üben möchten: täglich oder an bestimmten Tagen der Woche. Es ist sinnvoll, sich dafür einen Rhythmus anzugewöhnen: zum Beispiel jeden Montag, Mittwoch und Freitag bzw. jeden Dienstag, jeden Donnerstag usw. Je regelmäßiger Sie üben, desto leichter wird es Ihnen fallen, diesen Rhythmus einzuhalten.
- Legen Sie fest, wie lange Sie üben möchten. Falls Ihnen nur zehn Minuten zur Verfügung stehen und Sie pünktlich aufhören müssen, stellen Sie sich am besten einen Kurzzeitwecker. Damit wissen Sie, dass Sie die Zeit einhalten werden, und können sich die zehn Minuten wirklich voll und ganz dem Üben widmen.
- Sorgen Sie dafür, dass Sie während des Übens nicht gestört werden.
- Feste Schuhe oder solche mit hohen Absätzen ziehen Sie am besten aus und üben in Socken oder Strümpfen.
- Üben Sie nicht vor einem Spiegel oder einem spiegelnden Fenster, weil Sie das zu sehr ablenken würde.

Jede Übung kann nur dann ihre Wirkung entfalten, wenn Sie sie mit innerer Achtsamkeit begleiten. Sie sollte nicht mechanisch oder nebenbei ausgeführt werden.

Entscheidend ist die eigene Wahrnehmung der jeweils angegebenen Körperbereiche sowie des Bewegungsablaufs. Das heißt: Sie registrieren alles, was Sie während der Übung wahrnehmen, vollkommen wertfrei. Wenn Ihre Aufmerksamkeit abdriftet, lenken Sie sie wieder zurück auf den Körper – ohne sich darüber zu ärgern oder Gründe dafür zu suchen. Wenn etwas wehtut, verändern Sie die Bewegung so, dass Sie keine Schmerzen haben, oder Sie brechen die Übung ab. Gehen Sie verantwortungsvoll und achtsam mit sich um!

Bei jedem Üben können Sie auf ein spezielles Detail achten, zum Beispiel auf Ihre Füße, die Gelenke, Ihren Rücken, Ihre Haltung, den Umkreis. Oder Sie achten darauf, wie groß oder wie klein Sie eine Bewegung machen, wie Sie Ihre Hände einsetzen und ob Ihre innere Bewegung mit der äußeren zusammenklingt.

Es kann hilfreich sein, die Übungen mit geeigneten Bildern oder Sätzen innerlich zu begleiten. Diese Bilder und Sätze werden bei den folgenden Beschreibungen jeweils mit erwähnt – als Farbe, als Eigenschaft, als Stimmungsbild.

Nach der Übung halten Sie inne und spüren nach, wie sie wirkt: Sind bestimmte Körperbereiche wärmer oder kühler als vorher, fühlen sie sich »größer« oder »kleiner« an? Kribbelt es irgendwo? Gibt es einen Unterschied zwischen rechts und links? Spüren Sie ein Körperteil mehr als andere? Es geht darum, diese Veränderungen wahrzunehmen und im Stillen in Worte zu fassen, damit sie Ihnen bewusst werden. Denn nur etwas, wofür Sie Begriffe gefunden haben, können Sie »begreifen«. Nachspüren bedeutet, in einer achtsamen Grundhaltung zu sein – und damit ganz bei sich.

Es kann auch sein, dass Sie nichts spüren. Das ist in Ordnung! Die Übungen wirken deshalb trotzdem, Sie spüren es vielleicht nur deshalb nicht, weil Sie – noch – nicht das Sensorium dafür ausgebildet haben. Bei manchen geht das schnell, bei anderen dauert es länger. Beides ist in Ordnung. Versuchen Sie auch nicht, Begründungen zu finden für das, was Sie fühlen oder nicht fühlen.

Es ist nicht wichtig, ob Ihnen etwas gefällt oder nicht. Darin würde sich schon eine Wertung ausdrücken und Ihre Erfahrung relativieren. Es gibt kein Richtig oder Falsch in der Wahrnehmung, keine Zweifel und kein Hadern. Es gilt, für wahr zu nehmen, was Sie erfahren.

Vitaleurythmie – Einzelübungen

Die nachfolgend aufgeführten Vitaleurythmie-Übungen beschreiben wir in fünf Schritten:

- Wozu ist die Übung gut?
- So geht sie.
- Darauf sollten Sie achten.
- Gut zu wissen (ergänzende Hinweise).
- Zum Abschluss (nachspüren, wahrnehmen).

Alle Übungen werden mehrfach wiederholt und möglicherweise auch variiert. Wir unterrichten sie in Kursen, Seminaren oder bei Einzelcoachings. Die Beschreibungen in diesem Buch sollen Gedächtnisstütze und Anregung zugleich sein.

Alle Einzelübungen sind Bausteine, aus denen Sie sich Ihr eigenes Übungsprogramm zusammenstellen können. Probieren Sie aus, welche der Übungen Sie anspricht und Ihnen guttut.

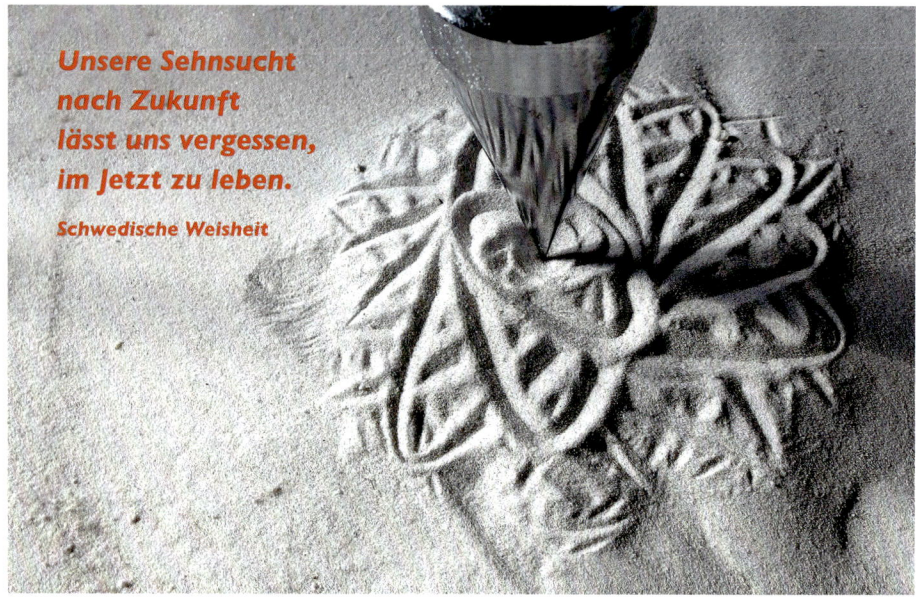

Unsere Sehnsucht nach Zukunft lässt uns vergessen, im Jetzt zu leben.

Schwedische Weisheit

Achtsames Gehen

Beim achtsamen Gehen lernen Sie, sich ganz auf das zu konzentrieren und einzulassen, was Sie gerade tun. Es öffnet Ihre Wahrnehmungskanäle, fördert die Achtsamkeit und bringt Sie in Kontakt mit sich selbst, sodass Sie innerlich zur Ruhe kommen.

Achtsames Gehen macht bewusst, wie hektisch die Gedanken normalerweise hin und her flitzen und dass es gar nicht so leicht ist, sich eine Weile lang ganz und gar auf ein bestimmtes Wahrnehmungsfeld zu konzentrieren.

So geht's
Sie gehen in einem für Sie angenehmen Tempo durch den Raum und lenken Ihre Aufmerksamkeit auf das rechte Bein, und zwar nacheinander auf Ferse, großen Zeh, Ballen, Fußgelenk, Knie:

- Mit wie viel Druck kommt die Ferse auf dem Boden auf? Hart oder weich, mit der Außen- oder der Innenkante?
- Spüren Sie Ihren großen Zeh? Stößt er an die vordere Schuhkante an? Ist er warm oder kalt?
- Wie setzen Sie den Ballen auf? Innen oder außen? Wo ist der Schwerpunkt?
- Spüren Sie Ihr Fußgelenk? Eher die Innen- oder die Außenseite? Wie beweglich ist das Gelenk bei jedem Schritt?
- Wie verhält sich das Knie beim Gehen? Wann ist es gestreckt, wann gebeugt? Spüren Sie es mehr beim Aufsetzen oder mehr beim Abheben? Fühlt es sich locker an oder spüren Sie bei jedem Schritt einen Widerstand?

Dann bleiben Sie stehen und gehen innerlich alle Punkte noch einmal durch, im Sinne einer kleinen Reise von der Ferse bis zum Knie. Vergleichen Sie, ob sich das rechte Bein vom linken unterscheidet und wenn ja, wie. Versuchen Sie, Worte zu finden für die gemachte Erfahrung. Anschließend folgt die linke Seite.

Darauf sollten Sie achten
- Stellen Sie sich einen angenehmen Untergrund vor, auf dem Sie gehen: zum Beispiel warmen Sand, weiches Moos, nachgiebigen Waldboden, frisch gemähten Rasen.

- Nehmen Sie diese Wunschoberfläche bewusst wahr und rollen Sie den Fuß sorgfältig darauf ab.

Gut zu wissen

Diese Übung können Sie hervorragend in Ihren Alltag einbauen: beim Weg zur Kaffeemaschine, beim Treppensteigen, wenn Sie zum Bus laufen, auf dem Weg vom Schlafzimmer ins Bad.

Zum Abschluss

Spüren Sie achtsam nach, welche Wirkung die Übung auf Sie hatte – am Körper, im Körper, um den Körper herum und in Ihnen selbst, in Ihrer Wahrnehmung, Ihren Gefühlen.

Das M – loslassen und entspannen

Die Dynamik des Lautes M hat etwas ruhig Strömendes und lässt Qualitäten von innen empathisch wahrnehmen. Das M ist wie ein Fluss, der durch eine Landschaft strömt und sie dabei erkundet. Es löst, beruhigt, entspannt und harmonisiert. Der Atem wird langsamer, tiefer und gleichmäßiger.

So geht's

- Sie stehen mit lockeren Knien in Schrittposition, das Gewicht liegt auf dem hinteren Fuß. Sie halten die Arme seitlich etwas hinter dem Körper und führen sie mit den Handflächen nach vorne langsam (innerhalb von mindestens fünf Sekunden) am Körper vorbei, bis sie auf Höhe des Bauchnabels sind. Die Arme bleiben dabei lang, sind aber nicht durchgestreckt, alle Gelenke sind entspannt. Das Gewicht verlagert sich dabei auf den vorderen Fuß.
- Dann drehen Sie die Hände um, sodass die Handflächen nach unten zeigen.
- Nun führen Sie die Arme langsam wieder zurück hinter den Körper, das Gewicht verlagert sich auf den hinteren Fuß zurück. Vor dem Umkehrpunkt halten Sie einen Augenblick inne, damit die Bewegung »ausatmen« kann.
- Diesen Ablauf wiederholen Sie einige Male, ohne zwischendurch aufzuhören, sodass ein langsames, strömendes Vor und Zurück entsteht. Es

ist ein Dialog zwischen Vorne (dem Bewussten) und Hinten (dem Unbewussten): Sie wenden sich der Welt zu und nehmen sich dann wieder
zurück.

- Anschließend halten Sie inne
und spüren nach. Versuchen
Sie, Worte zu finden für das,
was die Bewegung in Ihnen bewirkt.

Darauf sollten Sie achten

- Sind Finger, Hände und Arm-
gelenke locker?
- Sind die Hände geschlossen, das
heißt, die Finger liegen weich
aneinander?
- Sind die Muskeln eher entspannt als angespannt?

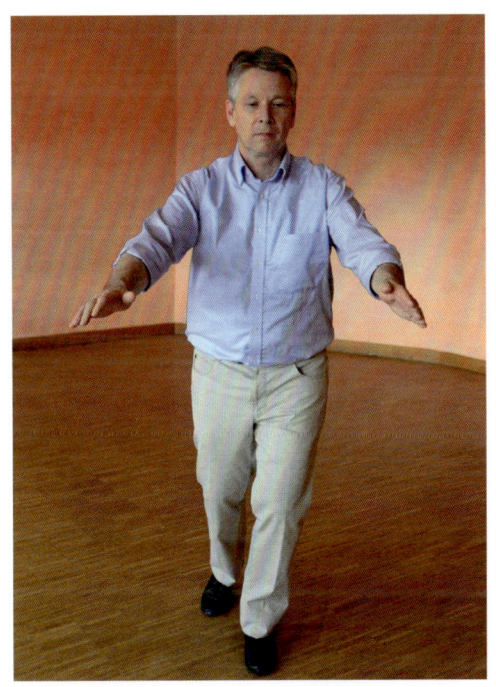

Gut zu wissen

Die Bewegung fällt leichter, wenn Sie
sich vorstellen, dass Sie bis zur Brust
in angenehm warmem Wasser stehen
und die Arme gegen den Widerstand
des Wassers führen. Dadurch verlang-
samt und intensiviert sich die Bewegung noch etwas mehr – was durchaus
erwünscht ist. Die Umkehrpunkte vorne und hinten sind wie bei einer Welle,
die auf den Strand aufkommt und bei der es einen Moment dauert, bis sie ins
Meer zurückfließt.

Zusätzlich können Sie sich vorstellen, dass Sie sich in einem umhüllenden
blauen Umfeld bewegen, die Bewegung selbst jedoch atmend grün ist.

Zum Abschluss

Spüren Sie achtsam nach, welche Wirkung die Übung auf Sie hatte – am
Körper, im Körper, um den Körper herum und in Ihnen selbst, in Ihrer Wahrnehmung, Ihren Gefühlen.

Variation: Das Schulter-M

Das M auf Brust- und Schulterhöhe ist besonders angenehm nach einem langen Tag am Schreibtisch und vor dem Bildschirm, weil es den ganzen Schultergürtel bis zum Nacken sanft entspannt. Diese Übung können Sie im Stehen oder im Sitzen machen.

So geht's

Im Stehen:

- Sie halten die Hände mit angewinkelten Ellenbogen auf Brusthöhe, die Handflächen zeigen nach vorne. Sie stehen wiederum in Schrittstellung, das Gewicht liegt auf dem hinteren Fuß.
- Schieben Sie die Arme auf Brusthöhe langsam nach vorne, bis sie ganz lang sind, dann drehen Sie die Handflächen um und ziehen die Arme ebenso langsam wieder zum Körper heran, bis die Hände auf Schulterhöhe angekommen sind.

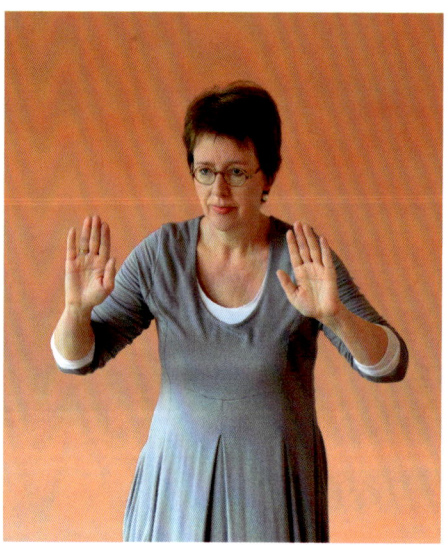

- Öffnen Sie dabei den Brustkorb und ziehen Sie die Schulterblätter am Rücken etwas zusammen. Gleichzeitig verlagern Sie das Gewicht vom hinteren auf den vorderen Fuß und wieder zurück.

Im Sitzen:

Setzen Sie sich mit geradem Rücken auf den vorderen Teil des Stuhls, die Füßen stehen parallel mit etwas Zwischenraum gut auf dem Boden auf. Jetzt machen Sie die Armbewegung wie oben beschrieben, wobei der Oberkörper den Armen leicht nach vorne und hinten folgt.

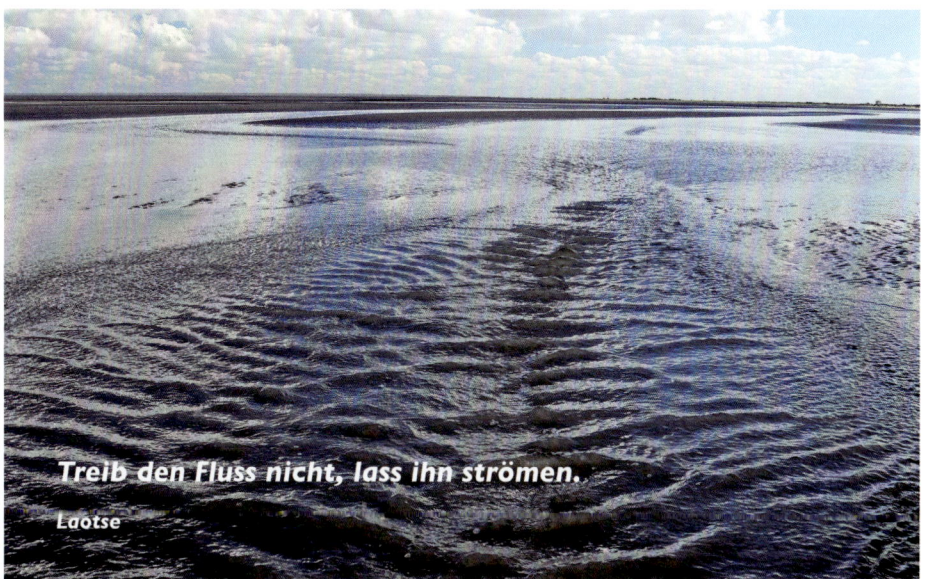

Treib den Fluss nicht, lass ihn strömen.
Laotse

Das L – beleben und anregen

Die Dynamik des Lautes L folgt dem Wasserkreislauf: Wasser fällt als Regen, sammelt sich im Grundwasser, in Bächen, Flüssen und Meeren, verdunstet und bildet Wolken, bis es erneut abregnet. Es ist eine die Schwere überwindende Kraft. Das L bringt Prozesse in Fluss, löst, lockert und belebt. Es intensiviert und vertieft die Atmung.

So geht's

- Stellen Sie sich aufrecht hin, die Arme hängen neben dem Körper, die Füße stehen nebeneinander, die Knie sind locker.
- Heben Sie die Arme seitwärts etwas an. Dabei entsteht zwischen Armen und Unterkörper ein dichtes Feld.
- Jetzt beginnt die eigentliche Bewegung: Die Hände tauchen in dieses Dichtefeld ein, bis sie in der Mitte vor dem Unterkörper zusammenkommen. Die Finger sind dabei pfötchenartig fest aneinandergelegt.
- Von dort aus heben sich Arme und Hände nah am Körper entlang nach oben.

- Jetzt entspannen sich die Hände, die Finger bleiben locker aneinandergelegt, die Handflächen zeigen zum Körper.
- Auf dem Weg nach oben verwandelt sich die Dichte auf Herzhöhe allmählich in Licht. In diesen Lichtraum löst sich die Bewegung auf, wird

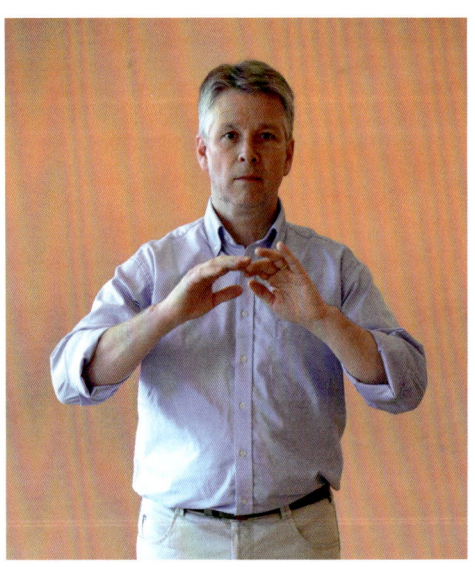

leicht und fast schwerelos: Die Hände öffnen sich nach außen, Sie heben die Arme weiter an, breiten sie in Kopfhöhe aus und lassen sie sachte nach unten absinken, bis sie auf Taillenhöhe wieder in die Dichte eintauchen und den Prozess erneut gestalten. So ist das L ein lebendiger Kreislauf, bei dem sich Dunkelheit und Schwere in Klarheit, Licht und Leichte verwandeln.

- Der Blick bleibt bei der ganzen Übung gerade nach vorne gerichtet und wandert nicht mit den Händen mit. Die Arme sind nie gestreckt, sondern immer leicht gebeugt, auch wenn sie oben »im Licht« angekommen sind. Die Knie bleiben weich und locker.
- Nach sieben bis zehn Kreisläufen lassen Sie die Arme hängen und spüren der Bewegung nach. Versuchen Sie, Worte zu finden für das, was sie in Ihnen bewirkt.

Gut zu wissen

Die Übung fällt leichter, wenn Sie das Bild des Wasserkreislaufs in einem Baum zu Hilfe nehmen: Feuchtigkeit wird von den Wurzeln aufgenommen, steigt – angesaugt vom Licht – nach oben, verdunstet aus den Blättern heraus, verflüchtigt sich nach rechts und links aus der Pflanzenkrone, kondensiert und kommt als Niederschlag zur Erde zurück, wo sie dem Baum erneut zur Verfügung steht.

Farblich ist die Bewegung des L silbergrau-perlmuttfarbig wie ein zart bewölkter Himmel vor Sonnenaufgang, und sie wird gehalten von einem lilafarbenen Umraum, der das Ganze begrenzt.

Zum Abschluss

Spüren Sie achtsam nach, welche Wirkung die Übung auf Sie hatte – am Körper, im Körper, um den Körper herum und in Ihnen selbst, in Ihrer Wahrnehmung, Ihren Gefühlen.

Variation: Das Schulter-L

Das Schulter-L bewegt und lockert vor allem den Schultergürtel.

So geht's

- Legen Sie die Fingerspitzen auf den äußeren Schulterrand und beschreiben Sie mit den Ellenbogen einen Kreis (nach vorne, nach oben, zur Schulter zurück und über hinten wieder nach vorne).
- Führen Sie in der Vorwärtsbewegung die Ellenbogen vor der Brust etwas zusammen und lassen Sie den Rücken rund werden.
- Wiederholen Sie diese Kreisbewegung fünf- bis achtmal. Auf diese Weise entsteht eine kreisende Bewegung aus Verdichten, Wachsen, Entfalten und Lösen. Oder auch aus Rundwerden, Aufrichten und Entspannen.

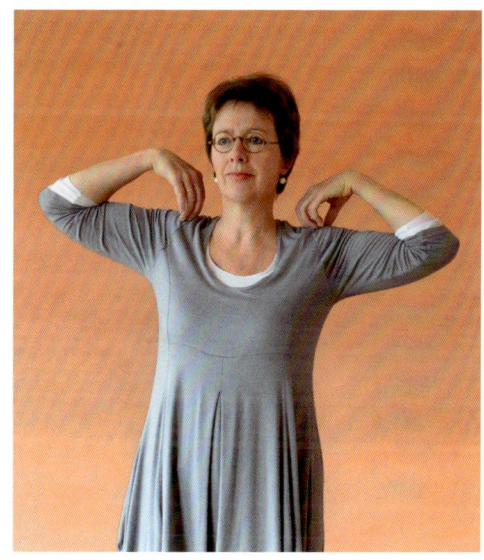

- Sie können das Ganze auch nur mit einer Schulter machen, wenn das für Sie angenehmer ist.

Darauf sollten Sie achten

- Die Fingerspitzen bleiben stets auf den Schultern.
- Ziehen Sie die Schultern nicht hoch.
- Mit dem Rundwerden schmiegt sich der Oberkörper in die Kreisbewegung der Arme ein.
- Begleiten Sie die Ellenbogen bei der Abwärtsbewegung nach hinten mit der Vorstellung, als würde warmes Wasser über Ihren Rücken fließen. Das unterstützt das Loslassen.

Das B – sich schützend umhüllen

So wie früher Stadtmauern eine Ansiedlung umgeben haben oder wie wir mit den Händen eine Kerzenflamme davor bewahren, vom Wind ausgepustet zu werden, so schafft das B eine energetische Hülle, die schützt, Sicherheit bietet und in der Sie ganz bei sich sein können. Dadurch sind Sie stabiler und weniger verletzlich für Angriffe von außen. Sie können sich besser und selbstbestimmter abgrenzen und schaffen sich einen eigenen Raum – in der Arbeitswelt, in der Familie, im Kontakt mit anderen Menschen.

Vorübung mit einem Stab
Bevor die eigentliche Übung beginnt, kann es hilfreich sein, mit einer Vorübung zu starten. Diese bewirkt, dass um Sie herum eine bauchige Hülle entsteht, die Sie auf die nachfolgende eigentliche B-Übung vorbereitet.

- Stellen Sie sich aufrecht hin, die Arme hängen neben dem Körper, die Füße stehen nebeneinander, die Knie sind locker. Halten Sie einen Stab in der rechten Hand quer vor dem Körper und führen Sie ihn mit leicht angezogenen Ellenbogen auf Taillenhöhe nach hinten, übergeben ihn dort der linken Hand, die ihn wieder nach vorne zurückbringt und den Kreis schließt. Die rechte Hand übernimmt den Stab wieder, und alles beginnt von Neuem.
- Mit jedem Kreis sinken die Arme etwas ab, sodass die Kreisbewegung nach fünf bis sechs Wiederholungen auf Oberschenkelhöhe ankommt und Sie den Stab mit geraden Armen halten.
- Anschließend führen Sie die Kreisbewegung wieder im Uhrzeigersinn nach oben, halten inne, senken die Arme ab und spüren nach.
- Wiederholen Sie diese Vorübung noch zwei- bis dreimal und legen Sie dann den Stab beiseite.

So geht's
Ohne Pause schließt sich jetzt gleich das B an:

- Die Arme hängen neben dem Körper. Führen Sie sie etwas nach hinten und unten, greifen Sie dort mit gestreckten Händen in die bauchige Energiehülle und führen Sie die Arme in einem Bogen vor die Brust.
- Die Arme stehen dabei mit etwa 20 cm Abstand übereinander, die obere Hand landet über dem Unterarm des unteren Arms und bleibt etwa auf Schulterhöhe, die untere Hand unter dem Ellenbogen des oberen Arms,

auf Taillenhöhe. Die Finger liegen spannungslos zart aneinander. Der Daumen liegt am Zeigefinger an und ist nicht abgespreizt.

- In dieser Position bleiben Sie etwa sechs bis zehn Sekunden.
- Lassen Sie die Arme sinken, wiederholen Sie die gesamte Bewegung acht- bis zehnmal und spüren Sie ihr dann nach.
- Versuchen Sie, Worte zu finden für das, was die Bewegung in Ihnen bewirkt.

Darauf sollten Sie achten

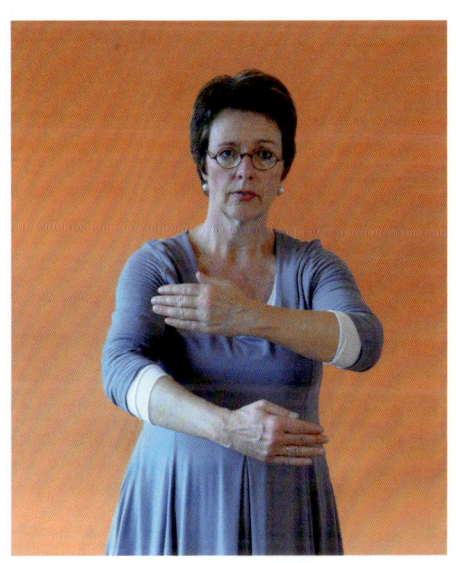

- Der Abstand zwischen Armen und Oberkörper soll so groß sein, dass er Sie weder einengt noch zu wenig umschließt.
- Zwischen den Armen und dem Oberkörper soll ein Wärmeraum entstehen.
- Halten Sie die Wärme möglichst aufrecht, wenn Sie die Arme wieder sinken lassen.

Gut zu wissen

Mit dieser Bewegung legen Sie einen blauen Mantel als schützende Hülle um Ihre lichtvolle Gestalt. Diese Hülle wird in den Armen durch ein warmes, rotes Strömen verstärkt.

Zum Abschluss

Spüren Sie achtsam nach, welche Wirkung die Übung auf Sie hatte – am Körper, im Körper, um den Körper herum und in Ihnen selbst, in Ihrer Wahrnehmung, Ihren Gefühlen.

Das D – standfest und sicher werden

Die Dynamik des Lautes D entspricht einem vom Herbst prachtvoll gefärbten goldgelben Ahornbaum, von dem sich ganz sachte hin und wieder ein Blatt löst und sanft zur Erde schwebt. Das D verleiht den Dingen eine Ordnung, Klarheit und Struktur, sodass Sie in ein geordnetes Verhältnis zu Ihrer Umwelt kommen. Es existiert nichts Zweideutiges mehr. Sie klären Ihren Standpunkt, stehen sicher und kraftvoll in sich und zu sich. Sie können Dingen, die von außen auf Sie zukommen, ihren Platz zuweisen. Wesentliches und Unwesentliches trennen sich. Deshalb ist diese Übung gut in Situationen, wo Ihnen alles über den Kopf wächst und Sie im Chaos unterzugehen drohen.

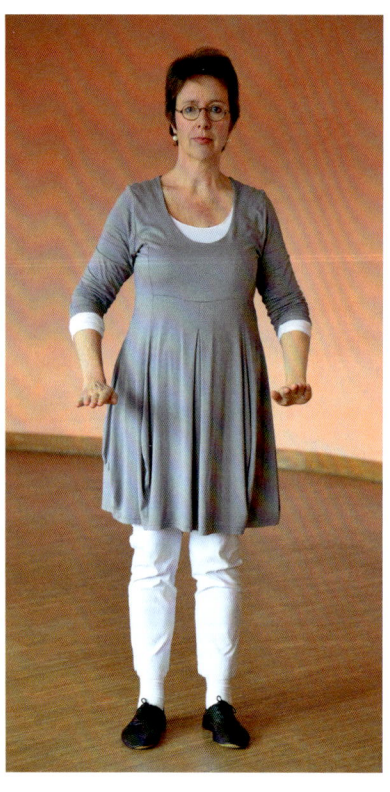

So geht's

- Sie stehen aufrecht, die Füße sind hüftbreit auseinandergesetzt, die Knie sind locker.
- Heben Sie die Arme gleichzeitig über außen bis in Kopfhöhe an und senken Sie dann die Hände in Schulterbreite parallel nebeneinander ab.
- Die Handflächen schauen zum Boden, die Ellenbogen werden nicht ganz durchgestreckt.
- Der Oberkörper bleibt gerade und richtet sich mit der Abwärtsbewegung eher noch etwas weiter auf, der Blick geht geradeaus.
- In Hüfthöhe halten Sie die Bewegung an und verweilen dort noch ein bisschen.
- Anschließend lassen Sie die Arme entspannt hängen und beginnen von vorne.
- Wiederholen Sie diese Übung fünf- bis sechsmal.
- Lassen Sie die Arme sinken, sodass sie neben dem Körper hängen, und spüren Sie der Bewegung nach.
- Versuchen Sie, Worte zu finden für das, was sie in Ihnen bewirkt.

Darauf sollten Sie achten

- In der Armbewegung soll bis in die Handflächen hinein eine große Präsenz sein.
- Bringen Sie in diese Bewegung eine kraftvolle Klarheit.

Gut zu wissen

Die Bewegung ist goldorange und erfolgt in einem warmen, zinnoberroten Umfeld. Es hilft, diese Farbigkeit und Wärmequalität zu spüren, wenn Sie sich vorstellen, dass Sie von einem zinnoberroten Sonnenuntergang umgeben sind.

Zum Abschluss

Spüren Sie achtsam nach, welche Wirkung die Übung auf Sie hatte – am Körper, im Körper, um den Körper herum und in Ihnen selbst, in Ihrer Wahrnehmung, Ihren Gefühlen.

Variation: Das Abstands-D

Mit dieser Übung schaffen Sie von innen heraus einen Abstand zu Ihrer Umgebung, sodass diese Sie nicht so bedrängen kann. Sie bekommen Luft zum Atmen.

So geht's

- Sie stehen aufrecht, die Füße sind hüftbreit auseinandergesetzt, die Knie sind locker.
- Heben Sie die Arme vor den Oberkörper bis in Brusthöhe und schieben Sie sie dann mit nach vorne zeigenden Handflächen von sich weg, bis die Arme fast gestreckt sind. Die Ellenbogen bleiben locker.
- Halten Sie die Arme drei bis fünf Sekunden ausgestreckt, bevor Sie sie wieder hängen lassen.
- Sie können die Arme auch einzeln und im Wechsel (nicht gleichzeitig) von sich wegschieben.

Darauf sollten Sie achten

Die Kraft des zinnoberroten Sonnenuntergangs sollte auch hierbei von hinten durch Sie hindurchstrahlen.

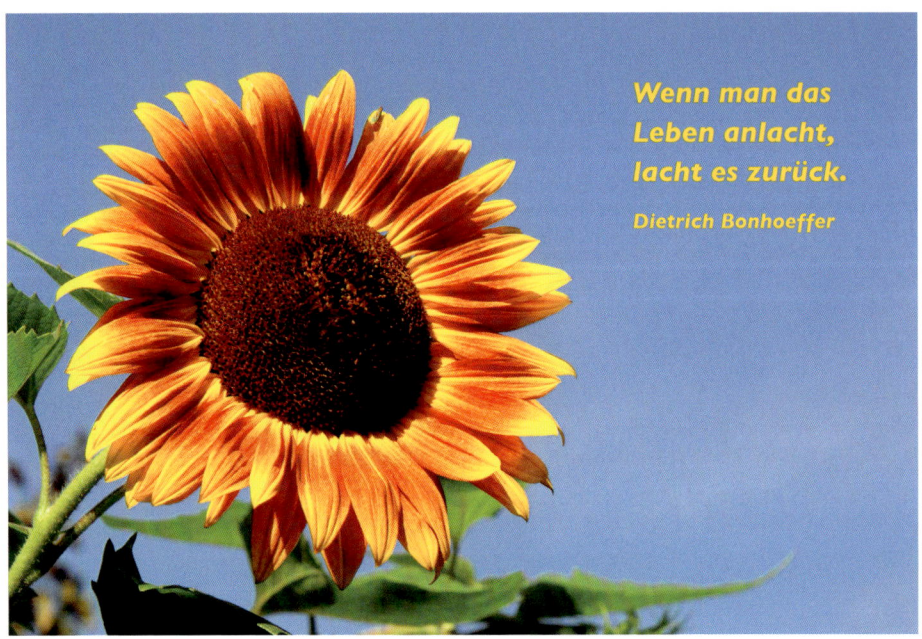

Wenn man das Leben anlacht, lacht es zurück.

Dietrich Bonhoeffer

Das A – sich öffnen und sich einlassen

Der Laut A unterstützt Ihre Fähigkeit, in sich die Kraft und das Vertrauen zu finden, sich auch bei vorherigen schlechten Erfahrungen wieder vorbehaltlos und neu auf etwas einlassen zu können. Dabei ist es wichtig, das A seelisch mitzuempfinden. Dann können Sie eine selbst gewählte aktive Offenheit gegenüber der Welt, ein vorurteilsloses Staunen erleben.

So geht's
- Sie stehen aufrecht, die Arme hängen neben dem Körper, die Füße stehen nebeneinander, die Knie sind locker.
- Heben Sie beide Arme bis auf Herzhöhe gestreckt an und öffnen Sie sie so weit, dass sie nach vorne einen offenen Winkel von etwa 90 Grad bilden, die Handflächen weisen zueinander. Der Rücken bleibt gerade.
- Verharren Sie dort einen Moment und spüren Sie bewusst in diese Körperhaltung hinein. Dabei lassen Sie ein Wärmegefühl entstehen, das vom Herzen bis in die Fingerspitzen und wieder zurück fließt.

- Wiederholen Sie diese Bewegung fünf- bis siebenmal.
- Lassen Sie die Arme wieder sinken, sodass sie neben dem Körper hängen, und spüren Sie der Bewegung nach.
- Versuchen Sie, Worte zu finden für das, was sie in Ihnen bewirkt.

Darauf sollten Sie achten

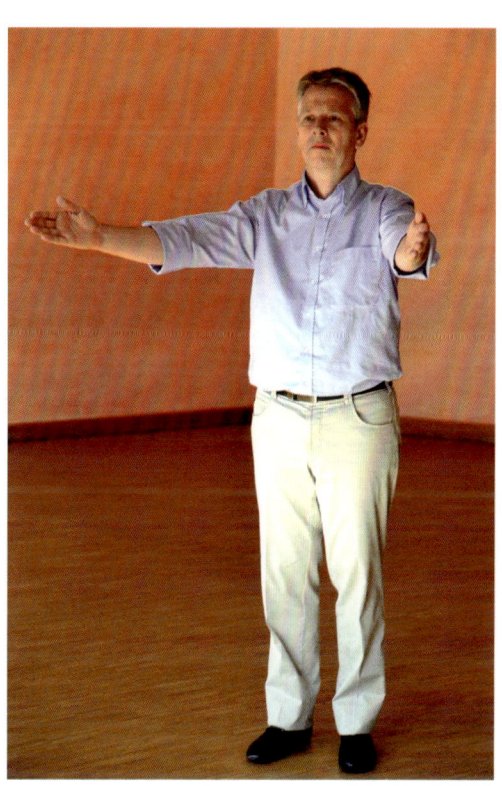

- Die Ellenbogen sind gerade, ohne überstreckt zu sein.
- Empfinden Sie Ihre Arme als rötlich-warme, kraftvolle Einladung für etwas, das Ihnen entgegenkommt.
- Lassen Sie den Winkel zwischen den gestreckten Armen aber nicht zu groß werden, um nicht von dem, was auf Sie zukommt, überwältigt zu werden.

Gut zu wissen

Beide Arme sind von rötlicher Energie erfüllt, von einem Wärmestrom, in dem sich Aktivität ausdrückt.

Zum Abschluss

Spüren Sie achtsam nach, welche Wirkung die Übung auf Sie hatte – am Körper, im Körper, um den Körper herum und in Ihnen selbst, in Ihrer Wahrnehmung, Ihren Gefühlen.

Variation: Das Ganzkörper-A

Diese Variation trägt dazu bei, sich besser zu erden und den Effekt des A auf den ganzen Körper und auch die Seele zu verstärken. Sie vermittelt Stabilität und Halt.

So geht's

- Stellen Sie sich aufrecht hin, die Arme hängen neben dem Körper, die Füße stehen nebeneinander, die Knie sind locker.
- Legen Sie beide Hände auf die Nierenregion am Rücken.
- Streichen Sie mit einer warmen, weichen Bewegung nach unten über die Hüften und führen Sie die Arme mit gestreckten Händen schräg nach vorne bis etwa in Höhe des Bauchnabels.
- Dann lassen Sie sie wieder sinken.
- Wiederholen Sie diese Bewegung fünf- bis sechsmal.
- Stellen Sie die Füße nun schulterbreit auseinander, die Zehenspitzen weisen leicht nach außen, sodass die Beine einen Winkel bilden.
- Heben Sie sich langsam auf die Zehenspitzen, verharren Sie dort kurz und senken Sie die Füße langsam wieder ab, bis Sie auf der ganzen Fußsohle stehen. Das Gewicht liegt in der Mitte des Fußes, der auf diese Weise gleichmäßig belastet wird.
- Wiederholen Sie dieses Anheben und Absenken fünf- bis sechsmal. Die Arme bleiben währenddessen seitlich hängen.

Darauf sollten Sie achten

- Machen Sie die Übung langsam und sorgfältig.
- Spüren Sie beim Absenken der Füße einen warmen, rötlichen Rückstrom von den Fußsohlen über Unter- und Oberschenkel aufsteigend bis in den Unterbauch hinein.

Das E – sich abgrenzen

Mit dem Laut E machen Sie sich Grenzen bewusst und setzen sich von Ihrer Umgebung ab. Auch hier kommt es darauf an, die Dynamik des E innerlich zu spüren. Dadurch erzeugen Sie innere Kraft und Sicherheit.

So geht's

- Legen Sie die Unterarme kreuzweise in Brusthöhe mit kräftigem Druck übereinander, den rechten und linken Arm jeweils abwechselnd.
- Halten Sie beim Überkreuzen jeweils einige Sekunden inne und spüren Sie in den Kreuzungspunkt hinein.

- Die Finger sind gerade.
- Wiederholen Sie dies fünf- bis zehnmal.
- Lassen Sie die Arme sinken, sodass sie neben dem Körper hängen, und spüren Sie der Bewegung nach.
- Versuchen Sie, Worte zu finden für das, was sie in Ihnen bewirkt.

Darauf sollten Sie achten

- Spüren Sie bei jedem Wechsel der Arme bewusst in den Kreuzungspunkt hinein.
- Sie sollten bis in die Fingerspitzen hinein in Ihren Armen anwesend sein.

Gut zu wissen

Der Fokus liegt auf dem Kreuzungspunkt; der Anschluss an den die Bewegung umgebenden lichtvollen Umraum sollte jedoch nicht verloren gehen.
Der untere, stützende Arm hat jeweils eine zartrote, warme Energie.

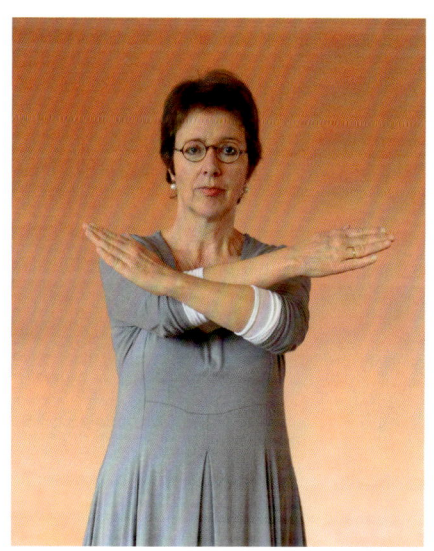

Zum Abschluss

Spüren Sie achtsam nach, welche Wirkung die Übung auf Sie hatte – am Körper, im Körper, um den Körper herum und in Ihnen selbst, in Ihrer Wahrnehmung, Ihren Gefühlen.

Variation: Das Entschiedenheits-E

Diese Übung unterstützt das Selbst-Bewusstsein und hilft mit, Kurs zu halten. Sie fördert die Entschlusskraft und drückt Entschiedenheit aus.

So geht's

- Bilden Sie zuerst ein E wie oben beschrieben und gehen Sie mit den überkreuzten Armen kraftvoll drei Schritte nach vorne.

- Halten Sie inne und spüren Sie noch einmal in den Kreuzungspunkt hinein.
- Lassen Sie die Arme sinken und gehen Sie die drei Schritte rückwärts bis zum Ausgangspunkt zurück.
- Wiederholen Sie dies etwa fünf- bis sechsmal.

Darauf sollten Sie achten
- Gehen Sie die drei Schritte sehr zielgerichtet vorwärts und halten Sie dabei die Körperspannung aufrecht.
- Lassen Sie beim Zurückgehen die Spannung wieder los und bauen Sie sie anschließend erneut auf, wenn Sie die Übung wiederholen.

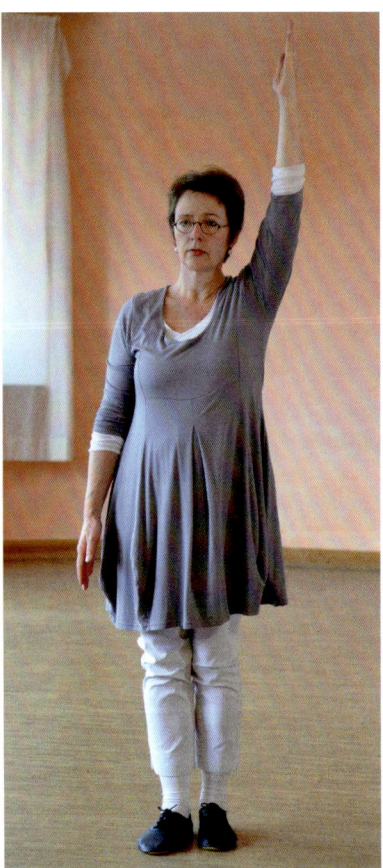

Das I – sich aufrichten

Der Laut I stärkt Ihr Selbst-Bewusstsein. Es streckt, lässt Sie wachsen und hilft Ihnen, für sich selbst einzustehen. Es steigert Ihre Präsenz. Sie können sich besser in sich halten.

So geht's
- Sie stehen aufrecht, die Füße sind parallel, die Knie locker.
- Führen Sie beide Hände in Brusthöhe zusammen und strecken Sie dann beide Arme gleichzeitig in eine steile Diagonale: den rechten Arm nach oben, den linken Arm nach unten.
- Lassen Sie die Arme sinken und führen Sie die Hände dann wieder vor der Brust zusammen.
- Anschließend wechseln Sie die Arme: Strecken Sie den linken Arm nach oben und gleichzeitig den rechten nach unten.

- Machen Sie diese Bewegung jeweils vier- bis fünfmal im Wechsel.
- Lassen Sie beide Arme sinken, sodass sie neben dem Körper hängen, und spüren Sie der Bewegung nach.
- Versuchen Sie, Worte zu finden für das, was sie in Ihnen bewirkt.

Darauf sollten Sie achten

- Das Wesentliche an dieser Übung besteht darin, dass die Bewegung nach oben gleich wichtig ist wie die Bewegung nach unten, sodass eine zentrierte Mitte entsteht.
- Die Mitte sollte stets Kontakt zu beiden Armen haben.
- Überstrecken Sie die Arme nicht!
- Die ganze Übung soll ruhig durchatmet werden.

Gut zu wissen

Die Aufwärtsbewegung ist gelborange, die Abwärtsbewegung blau, beides erfolgt in einem kraftvollen, roten Umraum. Es ist wichtig, dass Sie das Gelb orange nicht verlieren, wenn Sie das Blau erspüren, weil sonst die Streckung verloren geht.

Zum Abschluss

Spüren Sie achtsam nach, welche Wirkung die Übung auf Sie hatte – am Körper, im Körper, um den Körper herum und in Ihnen selbst, in Ihrer Wahrnehmung, Ihren Gefühlen.

Variation: Das I im Gehen

Diese Variation richtet Sie noch stärker auf und unterstreicht Ihre Präsenz.

So geht's

- Strecken Sie die Arme in die Diagonale, während Sie zwei bis drei Schritte nach vorne gehen.
- Halten Sie die Streckung einen Moment, bevor Sie die Arme locker lassen und rückwärts wieder nach hinten zum Ausgangspunkt zurückgehen.

Darauf sollten Sie achten
- Strecken Sie die Arme während des Gehens, nicht schon vorher und auch nicht erst nach dem dritten Schritt.
- Nehmen Sie sich die Zeit, nach den drei Schritten wirklich innezuhalten und die Lichtdiagonale von innen zu spüren, bevor Sie die Haltung auflösen und wieder zurückgehen.

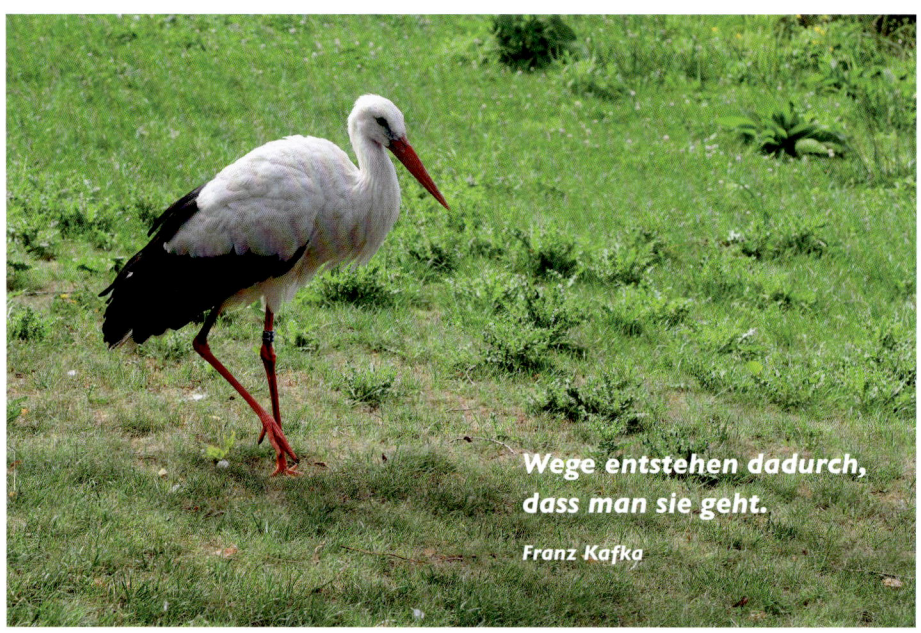

Wege entstehen dadurch,
dass man sie geht.
Franz Kafka

Das O – etwas liebevoll umfangen

Der Laut O bestärkt Sie darin, etwas liebevoll in Ihren Innenraum aufnehmen und mit positiven Empfindungen umfangen zu können, ohne sich selbst dabei zu verlieren.

So geht's
- Führen Sie die Arme im Bogen vor der Körpermitte zusammen, bis sich die Fingerspitzen leicht berühren. Verweilen Sie dort einen Moment

und spüren Sie, wie Ihre Arme diesen zu Ihnen gehörenden Innenraum liebevoll umfangen.

- Lösen Sie die Hände wieder voneinander und lassen Sie die Arme sinken.
- Wiederholen Sie diese Geste fünf- bis siebenmal.
- Spüren Sie der Bewegung nach und versuchen Sie, Worte zu finden für das, was sie in Ihnen bewirkt.

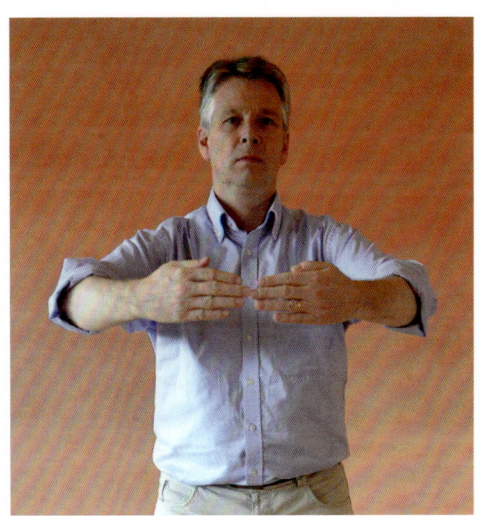

Darauf sollten Sie achten

- Ziehen Sie die Schultern und Ellenbogen nicht hoch!
- Halten Sie den Oberkörper aufrecht; er sollte nicht nach vorne kippen.

Gut zu wissen

Die Armbewegung ist rötlich gefärbt wie eine Duftrose. Während die Arme das O bilden, kommt Blau hinzu, das den Innenraum umhüllt und die vom Herzen ausgehende Wärmeströmung hält.

Zum Abschluss

Spüren Sie achtsam nach, welche Wirkung die Übung auf Sie hatte – am Körper, im Körper, um den Körper herum und in Ihnen selbst, in Ihrer Wahrnehmung, Ihren Gefühlen.

Das U – gelassen in sich ruhen

Der Laut U vermittelt Stabilität und Standhaftigkeit und verankert Sie in sich.

So geht's

- Stellen Sie Ihre Füße dicht nebeneinander und führen Sie Ihre Hände und Arme gestreckt langsam von oben nach unten.

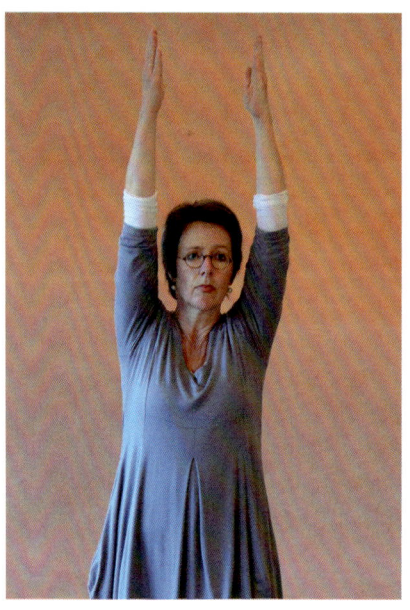

- Halten Sie sie dort einen Moment und bringen Sie sie dann wieder in die Ausgangsposition zurück.
- Wiederholen Sie diese Bewegung etwa fünf- bis siebenmal.
- Spüren Sie der Bewegung nach und versuchen Sie, Worte zu finden für das, was sie in Ihnen bewirkt.

Darauf sollten Sie achten

- Lassen Sie die Schultern unten, ziehen Sie sie nicht nach oben.
- Versuchen Sie zu spüren, dass beide Arme miteinander in Beziehung stehen, über den schmalen Abstandsraum hinweg.
- Stehen Sie gut in Ihren Beinen und Füßen.

Gut zu wissen

Über den Schultern ist ein helles Lichtpolster – weshalb sie eine durchlässige Qualität haben; sie sind nicht fest, aber auch nicht locker. Die Bewegung selbst ist dunkelblau, wodurch Sie gelassener in sich ruhen. Die Arme haben eine lilafarbene Haltekraft, über die sie miteinander in Beziehung stehen.

Zum Abschluss

Spüren Sie achtsam nach, welche Wirkung die Übung auf Sie hatte – am Körper, im Körper, um den Körper herum und in Ihnen selbst, in Ihrer Wahrnehmung, Ihren Gefühlen.

Die Mantelübung – im Umkreis einen Energieraum bilden

Diese Übung lässt Sie zu sich kommen, vermittelt Ruhe und Ausgeglichenheit. Sie bringt Sie in Kontakt mit dem Raum hinter Ihnen und damit in einen Dialog mit den Qualitäten von Erholung und Regeneration. Sie wirkt aufbauend und erfrischend, ähnlich wie ein Nickerchen.

So geht's

Sie bilden mit den Armen in mehreren Stufen eine Energiehülle um Ihre Gestalt. Die Übung kann in drei Variationen ausgeführt werden: im Stehen, im Gehen, im Gehen mit Armbewegung. Jede der Variationen können Sie einzeln machen oder miteinander kombinieren.

Im Stehen:

- Sie stehen aufrecht, die Füße sind nebeneinander, die Knie locker. Die Arme hängen entspannt neben dem Körper.
- Heben Sie die geraden Arme mit so wenig Kraft wie möglich seitlich etwas an, Ellenbogen und Fingergelenke bleiben locker.
- Lassen Sie die Arme wieder sinken und heben Sie sie erneut an, aber nun etwas höher als zuvor.
- In dieser Art heben Sie die Arme langsam an, bis sie sich über dem Kopf fast berühren. Die Handflächen zeigen dabei nach außen.
- Führen Sie das Ganze anschließend rückläufig aus, bis die Arme wieder unten ankommen.
- Hände und Arme sind gerade, aber nicht durchgestreckt. Der Blick bleibt geradeaus.
- Wiederholen Sie diese Bewegungsabfolge nach einer kurzen Pause, insgesamt drei- bis viermal.
- Spüren Sie der Bewegung nach und versuchen Sie, Worte zu finden für das, was sie in Ihnen bewirkt.

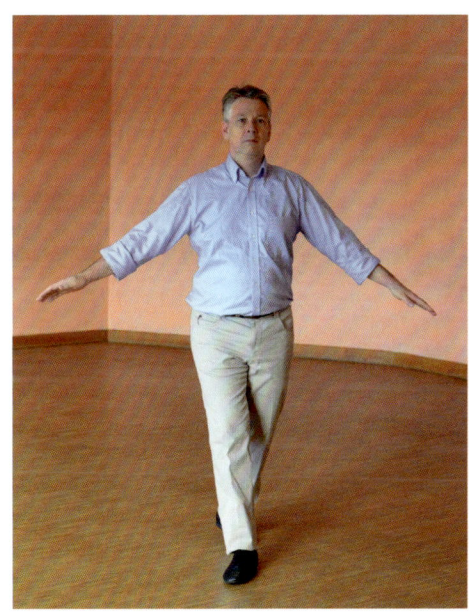

Im Gehen:

- Sie stehen aufrecht, die Arme hängen seitlich, die Füße sind parallel, die Knie locker.
- Jetzt gehen Sie einen, dann zwei, dann drei Schritte rückwärts und zwischendurch immer wieder nach vorne, bis Sie insgesamt fünf Schritte zurück- und vorgehen.

- Anschließend führen Sie das Ganze rückläufig aus und reduzieren dabei von fünf Schritten zurück auf einen Schritt.
- Wiederholen Sie das Ganze insgesamt drei- bis viermal.

Kombiniert:

Kombinieren Sie die Armbewegung mit den Schrittfolgen, insgesamt nicht mehr als zwei- bis dreimal.

Halten Sie nach jeder Variation inne, spüren Sie der Bewegung nach und versuchen Sie, Worte zu finden für das, was sie in Ihnen bewirkt.

Darauf sollten Sie achten

- Bleiben Sie beim Gehen aufrecht, ganz bei sich, kippen Sie nicht nach hinten und beugen Sie den Kopf nicht in den Nacken.
- Alle Bewegungen sollen sanft fließend und atmend erfolgen, in ruhigem Tempo, nicht ruckartig oder marionettenhaft.
- Wenn die Arme nach oben gehen, sollten Sie den Bezug nach unten, zum mit der Bewegung entstandenen Zwischenraum, nicht verlieren.

Zum Abschluss

Spüren Sie achtsam nach, welche Wirkung die Übung auf Sie hatte – am Körper, im Körper, um den Körper herum und in Ihnen selbst, in Ihrer Wahrnehmung, Ihren Gefühlen.

Die Füße wecken – mit der Erde verbinden

Diese Übung aktiviert die Füße und über deren Reflexzonen den ganzen Organismus. Sie durchwärmt bis in die Hände hinein, regt den Kreislauf an und erdet.

So geht's

- Legen Sie einen dünnen Kupferstab (ersatzweise einen Stab aus Bambus) quer vor sich auf den Boden.
- Gehen Sie jetzt, ohne auf den Boden zu schauen, mit kleinen Schritten über den Stab nach vorne, bis Sie wieder mit dem ganzen Fuß auf dem Boden stehen.

- Halten Sie kurz inne und gehen Sie mit ebenso kleinen Schritten wieder zu Ihrer Ausgangsposition zurück.
- Wiederholen Sie dies fünf- bis zehnmal.
- Spüren Sie anschließend nach: Wie fühlen sich die Füße jetzt an, was hat sich verändert?

Gut zu wissen

Die Fußsohlen reagieren individuell sehr unterschiedlich auf den Reiz des Stabs – an manchen Stellen kann es sogar etwas wehtun. Das macht nichts! Die Stellen, die hinterher am wenigsten spürbar sind, können Sie auch wiederholt gezielt aktivieren, indem Sie noch einmal über den Stab gehen und besonders darauf achten, dass diese Stellen guten Kontakt zum Stab haben.

Darauf sollten Sie achten

- Bleiben Sie in den Hüften locker, während Sie über den Stab gehen.
- Der Blick bleibt gerade nach vorn gerichtet, nicht auf den Boden.

Zum Abschluss

Spüren Sie achtsam nach, welche Wirkung die Übung auf Sie hatte – am Körper, im Körper, um den Körper herum und in Ihnen selbst, in Ihrer Wahrnehmung, Ihren Gefühlen.

Vitaleurythmie – Übsequenzen

Diese Übsequenzen können Sie situationsbedingt oder typbezogen einsetzen – je nachdem, woran Sie gezielt arbeiten wollen. Es sind Übungen für bestimmte Tageszeiten (morgens, abends, für die Pause) oder für einen bestimmten Zweck, zum Beispiel besser loslassen zu können, sich abzugrenzen, sich zu zentrieren, sich zu öffnen. Sie können sie einzeln ausführen oder miteinander kombinieren.

Viele der bereits im Kapitel »Einzelübungen« (siehe Seite 68 ff.) vorgestellten Laute werden hier anders eingebettet oder variiert. Alle Übsequenzen dauern etwa zehn Minuten und können in der Reihenfolge variiert bzw. so oft wiederholt werden, wie Sie es brauchen.

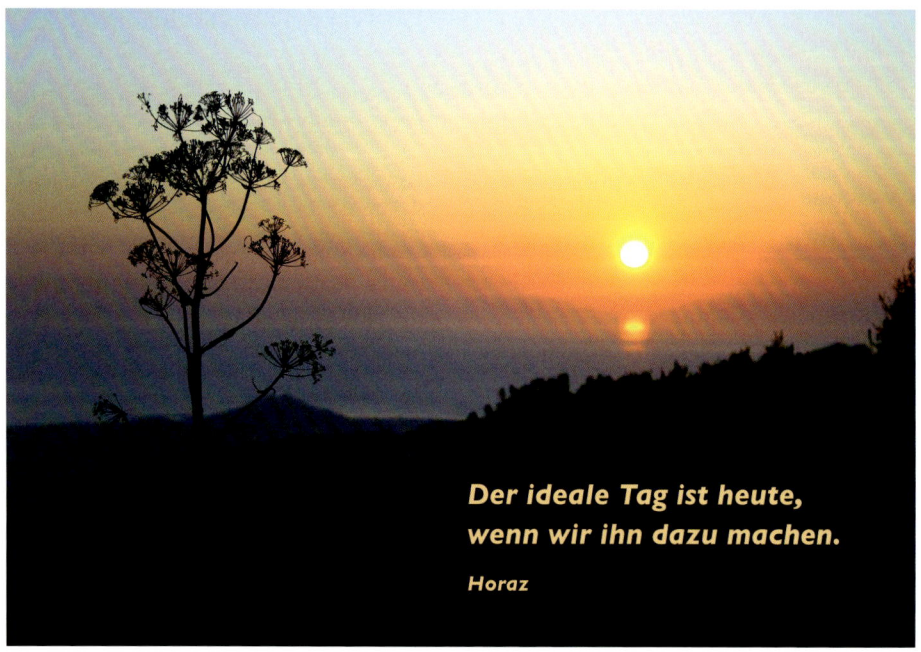

*Der ideale Tag ist heute,
wenn wir ihn dazu machen.*

Horaz

Gut in den Tag kommen

Diese Übungen machen Sie rundum frisch, sodass Sie gestärkt in den Tag starten.

So geht's
- *Zuerst wecken Sie die Füße:* Sie stehen aufrecht und gehen auf der Stelle. Dabei wechseln Sie ab zwischen normalem Gehen, Stampfen (Achtung: mit dem Vorderfuß zuerst aufkommen, dann den Fuß abrollen), Trippeln (auf den Zehen) und Fersengang. Eine Minute genügt, Sie können aber auch gerne etwas länger machen.
  Wechseln Sie zwischendurch das Tempo – von langsam nach schnell und wieder zurück, sodass Sie anschließend Ihre Füße gut spüren.
- *Um sich selbst gut zu spüren,* machen Sie das E (siehe Seite 82 f.): Sie stehen aufrecht mit lockeren Knien. Legen Sie jetzt die Unterarme drei-

mal im Wechsel vor dem Körper in Brusthöhe übereinander, nach dem dritten Mal halten Sie einen Moment inne und spüren gut in den Kreuzungspunkt der Unterarme hinein. Dadurch entsteht ein Rhythmus 1 – 2 – 3 – hineinspüren.

Wiederholen Sie diesen Rhythmus einige Male und wechseln Sie dabei immer die Arme. Das Tempo können Sie variieren, wie es für Sie passt.

- *Jetzt bereiten Sie sich auf den Tag vor,* indem Sie sich öffnen für das, was heute vor Ihnen liegt. Das geht am besten mit dem A (siehe Seite 80 f.): Sie stehen aufrecht, die Arme hängen neben dem Körper, die Füße stehen nebeneinander, die Knie sind locker. Heben Sie beide Arme bis auf Herzhöhe gestreckt an und öffnen Sie sie so weit, dass sie nach vorne einen offenen Winkel von etwa 90 Grad bilden, die Handflächen weisen zueinander. Der Rücken bleibt gerade.

  Verharren Sie einen Moment und spüren Sie bewusst in diese Körperhaltung hinein. Dabei lassen Sie ein Wärmegefühl entstehen, das vom Herzen bis in die Fingerspitzen und wieder zurück fließt.

  Wiederholen Sie diese Bewegung fünf- bis siebenmal.

- *Abschließend* schaffen Sie sich mit dem Laut B (siehe Seite 76 f.) einen geschützten Eigenraum: Führen Sie die Arme über den Kopf, als wollten Sie ihn schützen.

  Lassen Sie dann die Arme langsam vor dem Körper nach unten sinken, bis die Hände den Bauch berühren.

  Heben Sie jetzt die Arme wieder an, aber nur noch bis auf Augenhöhe, und lassen Sie sie dann wieder ruhig nach unten sinken.

  Auf diese Weise folgt noch das Anheben auf Hals- und Brusthöhe. Dabei wechselt jedes Mal der obere und untere Arm.

  Wiederholen Sie diese Abfolge einige Male in ruhigem Tempo, ohne Pause.

  Spüren Sie zum Abschluss der gesamten Übung einen Moment gut nach.

Darauf sollten Sie achten

- Beim B sollen die Finger aneinanderliegen, sodass die Hand eine Fläche bildet (der Daumen liegt an und ist nicht abgespreizt).
- Die Füße sollen die ganze Zeit über gut spürbar sein und Kontakt mit dem Boden halten.

Zum Abschluss
Spüren Sie achtsam nach, welche Wirkung die Übung auf Sie hatte – am Körper, im Körper, um den Körper herum und in Ihnen selbst, in Ihrer Wahrnehmung, Ihren Gefühlen.

Kleiner Frischmacher

Der »kleine Frischmacher« eignet sich morgens als Ergänzung zu den vorgenannten Übungen. Tagsüber hilft er zu jeder Zeit, wieder munter zu werden.

So geht's
- Nehmen Sie die Arme über den Kopf und überkreuzen Sie sie dort an den Handgelenken (wie beim E, siehe Seite 82 f.).
- Das nächste E machen Sie vor der Brust, dann vor dem Bauch und schließlich hinter dem Rücken.
- Wechseln Sie dabei jedes Mal die Arme, sodass mal der eine, mal der andere oben liegt.
- Der Kreuzungspunkt soll kräftig spürbar sein, die Arme dürfen beim Überkreuzen fest aufeinandertreffen. Dabei kann der Kreuzungspunkt ruhig etwas in Richtung Unterarme verrutschen.
- Wiederholen Sie diese Abwärtsfolge viermal. Auch hier können Sie das Tempo variieren.

Darauf sollten Sie achten
Begleiten Sie die Übung mental, indem Sie sich bewusst machen, dass die Bewegung nach unten ausgerichtet ist und Sie zu sich bringt.

Zum Abschluss
Spüren Sie achtsam nach, welche Wirkung die Übung auf Sie hatte – am Körper, im Körper, um den Körper herum und in Ihnen selbst, in Ihrer Wahrnehmung, Ihren Gefühlen.

Am Abend zur Ruhe kommen

Mit dieser Übsequenz können Sie alles hinter sich und loslassen, was der Tag mit sich gebracht hat und was Sie belastet.

So geht's

- Damit Sie nicht mehr ständig »im Kopf sind«, wo Ihre Gedanken kreisen, gehen Sie zuerst eine Weile durch den Raum, wie beim »achtsamen Gehen« (siehe Seite 69 f.).
  Spüren Sie bei jedem Schritt in Ihre Füße und die Fußsohlen hinein, sodass Sie sich gut mit der Erde verbinden.
- Wenn das noch nicht ausreicht, um Ihre Unruhe und angestaute Energie loszuwerden, laufen Sie kraftvoll auf der Stelle: Beginnen Sie schnell und reduzieren Sie dann langsam das Tempo bis zum Stand.
  Anschließend gehen Sie mit hochgezogenen Knien auf der Stelle, wie der »Storch im Salat«.
  Klopfen Sie dann Ihre Beine und den Rumpf kräftig mit beiden Händen ab, bei Bedarf auch die Arme.
- Jetzt geht es darum, dass Sie sich die Fülle des vergangenen Tages noch einmal vergegenwärtigen, um dann alles bewusst hinter sich zu lassen. Das geht mit den beiden Lauten A (siehe Seite 80 f.) und H.
  Sie stehen aufrecht, die Knie sind locker. Öffnen Sie die gestreckten Arme seitlich neben dem Körper zu einem Winkel wie beim A (siehe Seite 80), die Fingerspitzen zeigen zum Boden.
  Führen Sie die Arme dann in diesem Winkel langsam gestreckt nach oben bis auf Herzhöhe, die Handflächen sind zueinander gewendet.
  Legen Sie in diese Gebärde alles hinein, was diesen Tag ausgemacht hat.
  Lösen Sie jetzt die Spannung in Armen und Händen etwas und spüren Sie in die Schulterblätter und Oberarme hinein.
  Heben Sie mit einem leichten Impuls die Arme an und »werfen« Sie dann alle Tageserlebnisse mit einem sehr sanften Schwung nach oben hinter sich. Diese Geste soll leicht und luftig sein, als würden Sie ein zartes »Haaaaahh« aushauchen. Es ist, als würde das ganze Tagesgeschehen langsam hinter Ihnen hinunterrieseln.
  Begleiten Sie dieses Hinabrieseln, indem Sie die Arme öffnen und über die Seite langsam nach unten sinken lassen. Wenn die Arme unten angekommen sind, ist der Prozess abgeschlossen.

Gehen Sie jetzt einen Schritt nach vorne, um noch mehr Abstand davon zu bekommen.

Dann wiederholen Sie diese Übung insgesamt drei- bis fünfmal.

• Zum Abschluss folgt noch eine Übung, die das Ausatmen und Zur-Ruhe-Kommen unterstützt (das M, siehe Seite 70 f.): Sie stehen mit lockeren Knien in Schrittposition, der eine Fuß ist vorne, das Gewicht liegt auf dem hinteren. Halten Sie die Arme seitlich etwas hinter dem Körper und führen Sie sie mit den Handflächen nach vorne langsam (innerhalb von mindestens fünf Sekunden) am Körper vorbei, bis sie auf Höhe des Bauchnabels sind. Die Arme bleiben dabei lang, aber nicht durchgestreckt, alle Gelenke sind entspannt. Das Gewicht verlagert sich dabei auf den vorderen linken Fuß.

Drehen Sie die Hände dann um, sodass die Handflächen nach unten zeigen. Nun führen Sie die Arme langsam wieder zurück hinter den Körper, das Gewicht verlagert sich auf den hinteren Fuß zurück.

Vor dem Umkehrpunkt halten Sie einen Augenblick inne, damit die Bewegung »ausatmen« kann.

Wiederholen Sie dieses Vor und Zurück einige Male, sodass ein langsames Strömen entsteht.

Gut zu wissen

Wenn Sie diese Übsequenz wie ein Ritual täglich einhalten, werden Sie bald feststellen, dass Sie entspannter in die Nacht gehen und besser schlafen können.

Zum Abschluss

Spüren Sie achtsam nach, welche Wirkung die Übung auf Sie hatte – am Körper, im Körper, um den Körper herum und in Ihnen selbst, in Ihrer Wahrnehmung, Ihren Gefühlen.

Für dies und das

Diese Übsequenzen können Sie zu verschiedenen Gelegenheiten einsetzen – je nachdem, was Sie brauchen. Sie eignen sich vor allem für die Pause bei lang andauernder sitzender Tätigkeit.

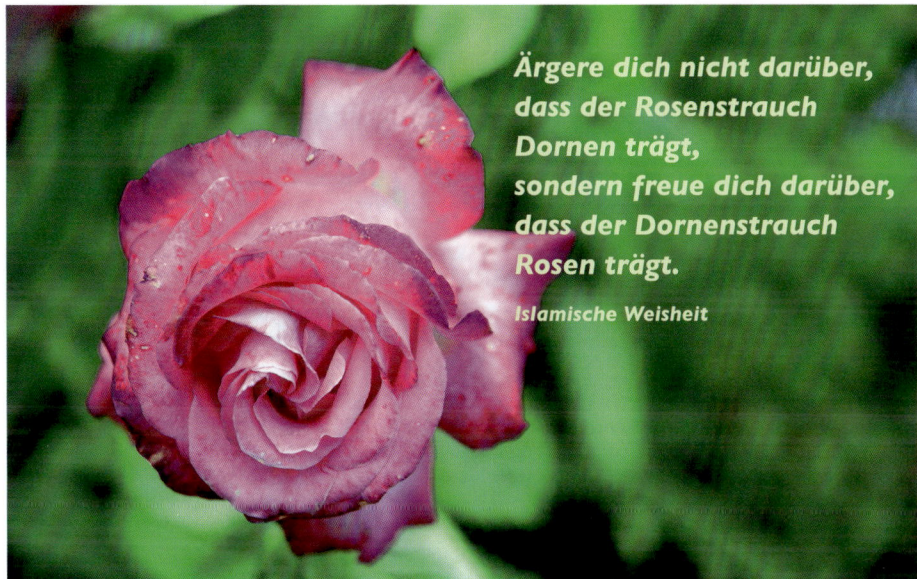

Ärgere dich nicht darüber,
dass der Rosenstrauch
Dornen trägt,
sondern freue dich darüber,
dass der Dornenstrauch
Rosen trägt.

Islamische Weisheit

Zum Auflockern

Für die Schultern

Um am Schreibtisch wieder locker zu werden, können Sie im Sitzen oder im Stehen das *Schulter-L* machen (siehe Seite 75).

So geht's

- Legen Sie die Fingerspitzen auf die Schultern und beschreiben Sie mit den Ellenbogen einen Kreis (nach vorne, nach oben, zur Schulter zurück und über hinten wieder nach vorne).
- Führen Sie in der Vorwärtsbewegung die Ellenbogen vor der Brust etwas zusammen und lassen Sie den Rücken rund werden.
- Wiederholen Sie diese Übung fünf- bis achtmal. Auf diese Weise entsteht eine kreisende Bewegung aus Verdichten, Wachsen, Entfalten und Lösen. Oder auch aus Rundwerden, Aufrichten und Entspannen.
- Sie können das Ganze auch nur mit einer Schulter machen, wenn das für Sie angenehmer ist.

Zum Abschluss

Spüren Sie achtsam nach, welche Wirkung die Übung auf Sie hatte – am Körper, im Körper, um den Körper herum und in Ihnen selbst, in Ihrer Wahrnehmung, Ihren Gefühlen.

Für den Rücken

Belebend und lockernd wirkt das *Rücken-M*.

So geht's

- Setzen Sie sich auf die vordere Stuhlkante, die Füße stehen auf dem Boden. Nehmen Sie die Hände in Schulterhöhe dicht an den Körper, die Handflächen zeigen nach vorne.
- Schieben Sie nun langsam die abgewinkelten Hände waagerecht von sich weg. Gleichzeitig runden Sie Ihren Rücken wie beim Katzenbuckel, der Kopf sinkt dabei etwas nach unten.
- Wenn der Rücken ganz rund ist und die Arme fast gestreckt sind, drehen Sie die Hände mit den Handflächen zu sich und holen die Arme langsam zu sich heran. Richten Sie sich dabei in der Wirbelsäule auf.
- So bewegen Sie sich einige Male hin und her.

Darauf sollten Sie achten

- Gehen Sie vorsichtig mit sich um und spüren Sie genau nach, wie viel Bewegung Ihr Rücken braucht.
- Rutschen Sie beim Aufrichten nicht ins Hohlkreuz, sondern bleiben Sie schön gerade.

Zum Abschluss

Spüren Sie achtsam nach, welche Wirkung die Übung auf Sie hatte – am Körper, im Körper, um den Körper herum und in Ihnen selbst, in Ihrer Wahrnehmung, Ihren Gefühlen.

Für die Füße

Wenn Sie lange sitzen, bekommen Sie leicht kalte Füße. Damit lässt sich nicht so gut denken! Mit dieser dreiteiligen Übsequenz werden die Füße warm, Sie spüren sie wieder besser – und damit auch sich selbst.

So geht's – Erster Teil der Übung

- Sie sitzen entspannt auf der Stuhlkante, ziehen die Schuhe aus und stellen die Füße flach auf dem Boden auf. Bewegen Sie jetzt die Zehen ganz schnell auf und ab, als wollten Sie damit Klavier spielen.
  Nach etwa fünf Sekunden halten Sie inne und drücken alle Zehen ganz fest auf den Boden, als wollten Sie dort zehn einzelne Zehenabdrücke machen.
- Halten Sie diesen Druck ebenfalls etwa fünf Sekunden und wiederholen Sie dann das »Klavierspielen«.
- Wechseln Sie so einige Male hin und her.

Darauf sollten Sie achten

- Bleiben Sie dabei in den Ober- und Unterschenkeln so locker wie möglich.
- Bewegen Sie die Zehen lieber etwas langsamer und entspannt als schnell und verkrampft.

Zum Abschluss

Spüren Sie achtsam nach, welche Wirkung die Übung auf Sie hatte – am Körper, im Körper, um den Körper herum und in Ihnen selbst, in Ihrer Wahrnehmung, Ihren Gefühlen.

Zweiter Teil der Übung

- Tippen Sie mit einem Fuß mit den Zehen auf den Boden, anschließend mit der Ferse, und wieder mit den Zehen, bleiben Sie diesmal aber mit den Zehen am Boden und rollen den Fuß dann von vorne zu den Fersen hin weich und langsam ab.
- Wenn die Fußsohle ganz aufliegt, streichen Sie mit beiden Händen vom Fußgelenk zum Knie hin sanft nach oben.
- Warten Sie einen Moment und wiederholen Sie das Ganze dann mit dem anderen Fuß. Insgesamt fünf- bis sechsmal.

Darauf sollten Sie achten

- Nehmen Sie wahr, wie die Füße den Boden berühren: flüchtig, eindeutig, kraftvoll? Alles ist in Ordnung, es geht nur ums Wahrnehmen.
- Spüren Sie bewusst in die ganze Auflagefläche der Fußsohle hinein.
- Beim Abrollen soll der Fuß weich und nachgiebig sein.

- Spüren Sie nach, wie sich das Gefühl im Unterschenkel durch das Hochstreichen verändert.

Zum Abschluss
Spüren Sie achtsam nach, welche Wirkung die Übung auf Sie hatte – am Körper, im Körper, um den Körper herum und in Ihnen selbst, in Ihrer Wahrnehmung, Ihren Gefühlen.

Dritter Teil der Übung
- Setzen Sie sich jetzt auf dem Stuhl ganz nach hinten, sodass die Oberschenkel gut auf der Sitzfläche aufliegen. Strecken Sie die Beine etwas aus, heben Sie die Füße leicht an und lassen Sie dann beide Füße langsam im Fußgelenk kreisen, und zwar jeweils nach außen.
- Nach drei bis fünf Kreisen setzen Sie die Füße ab und machen kurz Pause.
- Lassen Sie die Füße insgesamt fünf- bis sechsmal kreisen.

Darauf sollten Sie achten
Lenken Sie Ihr Bewusstsein darauf, von den Füßen ausgehend bis in die Oberschenkel hinein einen belebenden Strom zu erzeugen.

Zum Abschluss
Spüren Sie achtsam nach, welche Wirkung die Übung auf Sie hatte – am Körper, im Körper, um den Körper herum und in Ihnen selbst, in Ihrer Wahrnehmung, Ihren Gefühlen.

Für Handgelenke und Arme
Wenn Sie lange am Bildschirm arbeiten, werden Handgelenke und Unterarme wenig bewegt. Beim Bedienen der Maus entsteht überdies eine hohe Spannung im Arm. Mit dieser Übsequenz können Sie das ausgleichen.

So geht's – Erster Teil der Übung
- Setzen Sie sich nach vorne auf die Stuhlkante, damit Sie die Arme frei bewegen können und nicht durch Armlehnen eingeengt werden.
- Beschreiben Sie nun mit parallel gehaltenen Armen gleichzeitig eine auf Brusthöhe vor Ihnen liegende Acht. Machen Sie die Acht nur so

groß, wie es sich für Sie gut anfühlt. Die Hände können dabei nach oben
oder unten zeigen oder sich mit der Bewegung drehen.

- Sie können auch mit dem Oberkörper mit der Acht mitschwingen oder
die Bewegung im Wechsel nach rechts und links ausführen.
- Wiederholen Sie dies etwa sechs- bis achtmal.

Darauf sollten Sie achten
Schultern und Schultergürtel sollten entspannt bleiben und können in
die Bewegung mit einbezogen werden.

Zum Abschluss
Spüren Sie achtsam nach, welche Wirkung die Übung auf Sie hatte – am
Körper, im Körper, um den Körper herum und in Ihnen selbst, in Ihrer
Wahrnehmung, Ihren Gefühlen.

Zweiter Teil der Übung

- Beschreiben Sie anschließend die Acht in der Senkrechten, wiederum
mit beiden Armen parallel. Die Größe der Acht können Sie selbst bestimmen, je nachdem, was Sie brauchen und wie viel Platz Sie haben.
- Wenn Sie mögen, können Sie den Rücken dabei runden und wieder aufrichten.
- Wiederholen Sie auch diese Übung mehrmals.

Darauf sollten Sie achten
- Sie können die Arme so weit nach oben recken, dass Sie ganz in die
Aufrichtung kommen – denn am Schreibtisch sinkt man meist in sich
zusammen.
- Je höher Sie die Arme strecken, desto mehr vertieft sich die Atmung.

Zum Abschluss
Spüren Sie achtsam nach, welche Wirkung die Übung auf Sie hatte – am
Körper, im Körper, um den Körper herum und in Ihnen selbst, in Ihrer
Wahrnehmung, Ihren Gefühlen.

Dritter Teil der Übung

- Sie können die Acht auch nur mit den Handgelenken beschreiben – in
alle denkbaren Richtungen, und die Richtung immer wieder verändern.

Darauf sollten Sie achten

- Lassen Sie die Schultern und Arme dabei unbedingt locker!
- Finden Sie heraus, welches Tempo für Sie angenehm ist.

Zum Abschluss

Spüren Sie achtsam nach, welche Wirkung die Übung auf Sie hatte – am Körper, im Körper, um den Körper herum und in Ihnen selbst, in Ihrer Wahrnehmung, Ihren Gefühlen.

Vierter Teil der Übung

- Beschreiben Sie im Sitzen oder Stehen mit beiden Armen gleichzeitig große Kreise von vorne nach hinten.
- Anfangs bleiben die Hände ruhig. Wenn Sie ein Gefühl für die Kreisbewegung haben, fangen Sie an, die Hände aus dem Handgelenk heraus locker zu schütteln.
- Behalten Sie die Schüttelbewegung etwa zwei bis drei Kreise lang bei und legen Sie dann eine Pause ein.
- Wiederholen Sie diese Übung bei Bedarf.
- Anschließend drehen Sie die Hände aus dem Handgelenk heraus vor dem Körper rasch hin und her. Die Hände sind dabei nicht gestreckt, sondern kelchartig geöffnet.
- Zum Abschluss legen Sie die Hände vor sich zusammen und verharren so eine Weile, um wieder ganz bei sich anzukommen.

Darauf sollten Sie achten

Das Schütteln und Drehen soll für Finger, Hände und Handgelenke angenehm sein – übertreiben Sie es nicht!

Zum Abschluss

Spüren Sie achtsam nach, welche Wirkung die Übung auf Sie hatte – am Körper, im Körper, um den Körper herum und in Ihnen selbst, in Ihrer Wahrnehmung, Ihren Gefühlen.

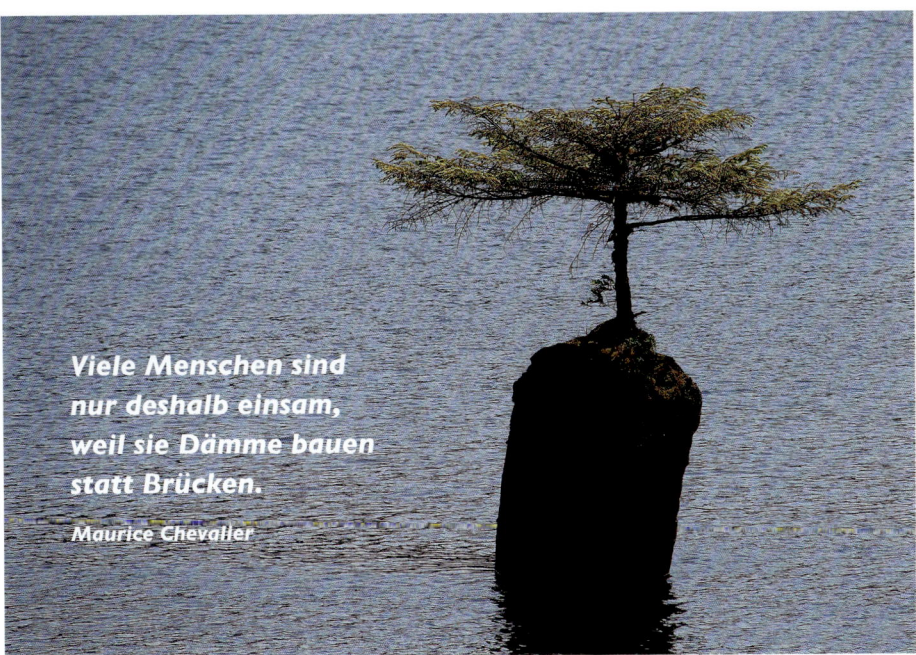

Viele Menschen sind
nur deshalb einsam,
weil sie Dämme bauen
statt Brücken.
Maurice Chevalier

Zum Abgrenzen

Im beruflichen und privaten Alltag kommt es häufig vor, dass einem jemand zu nahe tritt oder dass eine negative Stimmung vorherrscht. Manchmal ist es auch notwendig, sich abzugrenzen, um weniger gestört zu werden. Dabei helfen diese vier Übungen.

So geht's – Erster Teil der Übung

- Legen Sie die Unterarme kreuzweise in Brusthöhe mit kräftigem Druck übereinander wie beim E (siehe Seite 82 f.), den rechten und linken Arm jeweils abwechselnd.
- Halten Sie beim Überkreuzen jeweils einige Sekunden inne und spüren Sie in den Kreuzungspunkt hinein.
- Die Finger sind gerade.
- Wiederholen Sie diese Übung fünf- bis zehnmal.

Darauf sollten Sie achten

- Spüren Sie bei jedem Wechsel der Arme bewusst in den Kreuzungspunkt hinein.
- Sie sollten bis in die Fingerspitzen hinein in Ihren Armen anwesend sein.

Zum Abschluss

Spüren Sie achtsam nach, welche Wirkung die Übung auf Sie hatte – am Körper, im Körper, um den Körper herum und in Ihnen selbst, in Ihrer Wahrnehmung, Ihren Gefühlen.

Zweiter Teil der Übung

- Setzen Sie sich aufrecht auf einen Stuhl, der Rücken bleibt gerade. Halten Sie die leicht gerundeten Hände senkrecht übereinander recht nah vor den Bauch.
- Jetzt ziehen Sie mit den Händen langsam eine »Schutzwand« in dunklem Blau vor sich hoch, indem Sie die Hände mit den Handkanten aneinandergelegt bis auf Stirnhöhe nach oben und dann wieder zum Bauch hinabführen.
- Wiederholen Sie diese Bewegung insgesamt vier- bis sechsmal.
- Beenden Sie die Übung nicht abrupt, sondern lassen Sie die Hände langsam in den Schoß sinken, um die entstandene Hülle gut fühlen zu können.
- Diese Übung können Sie auch im Stehen machen.

Darauf sollten Sie achten

- Halten Sie den Oberkörper aufrecht, aber trotzdem entspannt.
- Die Finger liegen eng aneinander, damit die Schutzwand keine Lücken hat.
- Wenn Sie die Hände nach oben führen, sollten Sie die Schultern bewusst unten lassen, nicht hochziehen.

Zum Abschluss

Spüren Sie achtsam nach, welche Wirkung die Übung auf Sie hatte – am Körper, im Körper, um den Körper herum und in Ihnen selbst, in Ihrer Wahrnehmung, Ihren Gefühlen.

Dritter Teil der Übung

- Halten Sie die beiden leicht gerundeten Hände vorsichtig ganz nah vor das Gesicht, sodass sie es fast ganz bedecken. Schließen Sie dabei die Augen. Lassen Sie die Hände dort eine Weile, lösen Sie sie dann und bedecken Sie auf die gleiche Art beide Ohren und den Oberkopf. Die Augen können dabei weiterhin geschlossen bleiben.
- Probieren Sie aus, ob es noch andere Stellen am Kopf gibt, wo Sie diese Schutzgeste als angenehm empfinden.

Zum Abschluss

Spüren Sie achtsam nach, welche Wirkung die Übung auf Sie hatte – am Körper, im Körper, um den Körper herum und in Ihnen selbst, in Ihrer Wahrnehmung, Ihren Gefühlen.

Vierter Teil der Übung

- Greifen Sie abwechselnd mit den Händen Ihre Arme ab, beginnend am Handgelenk. Die rechte Hand fasst den linken Arm und bleibt dort eine Weile liegen, bis Sie die Wärme spüren, die zwischen Hand und Arm entsteht. Dann wechseln.
- So wandern Sie langsam mit einer weichen, warmen Berührung die Arme hoch, bis Sie an der Schulter angekommen sind.
- Zum Schluss legen Sie sich beide Hände über Kreuz vor die Brust, die Handflächen liegen an den Schlüsselbeinen. Halten Sie sich eine Zeit lang in dieser Schutzgeste umfasst.
- Bei Bedarf können Sie das Ganze wiederholen.

Darauf sollten Sie achten

Wenn Ihnen die Schlussgeste zu eng ist, lassen Sie sie einfach weg oder legen nur eine Hand auf eine Schulter.

Zum Abschluss

Spüren Sie achtsam nach, welche Wirkung die Übung auf Sie hatte – am Körper, im Körper, um den Körper herum und in Ihnen selbst, in Ihrer Wahrnehmung, Ihren Gefühlen.

Zum Erfrischen

Diese Übsequenz können Sie gut in den Tagesablauf einfügen, um wieder munter zu werden – nach einer langen Sitzung, nach intensiver Bildschirmarbeit, wann immer Sie es brauchen. Grundlage ist das E (siehe Seite 82 f.).

So geht's

- Stellen Sie sich aufrecht hin und überkreuzen Sie die Unterarme mit gestreckten Händen.
- Wechseln Sie die Arme, sodass der andere Arm jetzt oben liegt.
- Wechseln Sie anschließend noch einmal und legen Sie eine Pause ein.
- Diesen Rhythmus – kreuzen, kreuzen, kreuzen, halten – behalten Sie die ganze Übung bei.
- Jetzt betonen Sie jeweils das dritte Überkreuzen an einem anderen Ort: über dem Kopf, hinter dem Rücken, zur Seite hin, nach unten, nach schräg oben usw. – je nachdem, was Ihnen guttut. Wichtig ist, dass die ersten beiden Überkreuzungen immer vor dem Körper stattfinden. Die dritte ist dann spielerisch variabel.
- Besonders erfrischend wirkt diese Übung, wenn Sie das Tempo langsam steigern und immer schneller werden. Achtung – das Überkreuzen soll exakt bleiben und die Hände gestreckt.
- Verlangsamen Sie das Tempo nach einer Weile wieder.
- Eine weitere Variante ist, bei jedem Überkreuzen mit den Füßen leicht aufzustampfen. Achtung: Der Fuß soll exakt in dem Moment auf dem Boden aufkommen, wenn die Unterarme am Kreuzungspunkt Kontakt haben.

Darauf sollten Sie achten

- Stampfen Sie nicht mit dem ganzen Fuß fest auf, sondern landen Sie zuerst auf dem Fußballen und senken Sie dann erst den Fuß ganz ab.
- Wenn es Ihnen schwerfällt, Arme und Füße zu koordinieren, beginnen Sie in langsamem Tempo.

Zum Abschluss

Spüren Sie achtsam nach, welche Wirkung die Übung auf Sie hatte – am Körper, im Körper, um den Körper herum und in Ihnen selbst, in Ihrer Wahrnehmung, Ihren Gefühlen.

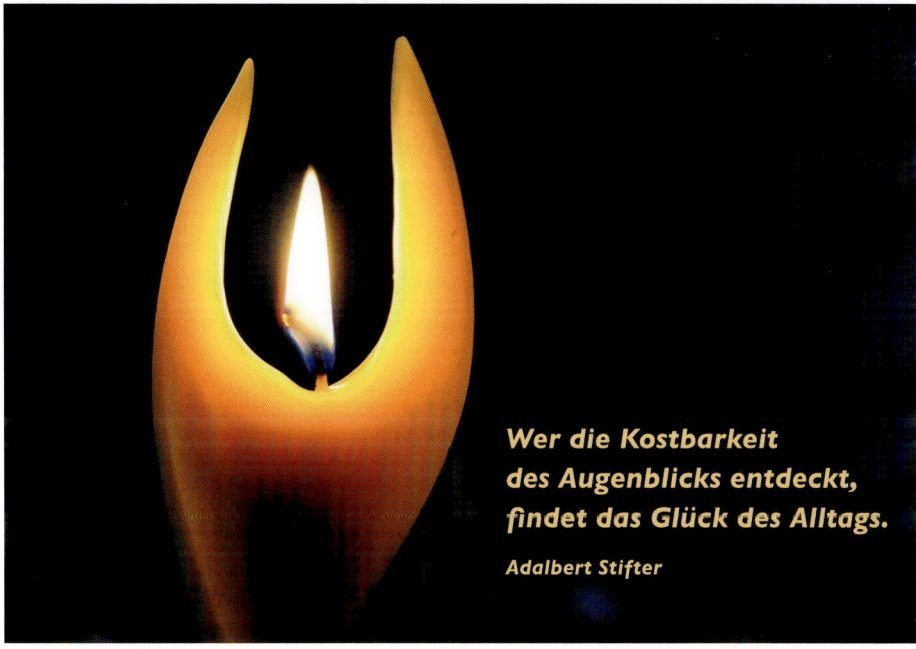

Wer die Kostbarkeit des Augenblicks entdeckt, findet das Glück des Alltags.

Adalbert Stifter

Zum Harmonisieren

Diese Übung ist ein Dreiklang aus den Lauten I (siehe Seite 84 f.), A (siehe Seite 80 f.) und O (siehe Seite 86 f.). Sie umfasst das Aufrichten in den Licht-Bereich des Kopfes, das Verankern im Kraft-Wärme-Bereich der Beine und das Umschließen des Brust-Herz-Raums in der Mitte. Auf diese Weise harmonisiert sie den ganzen Menschen in seiner inneren Gliederung: im Nerven-Sinnes-System (Kopf – Denken), Stoffwechsel-Gliedmaßen-System (Bauch / Beine – Wille, Handeln), rhythmischen System (Herz / Lunge – Fühlen). Es ist sinnvoll, diesen Dreiklang stufenweise aufzubauen und am Schluss in seiner Gesamtheit bewusst zu erleben.

Aufrichten

- Stellen Sie sich aufrecht hin, die Knie sind locker. Nun lösen Sie absichtsvoll alle Spannung im Oberkörper, sodass der Kopf etwas nach vorne sinkt, der Rücken sich leicht rundet und die Knie etwas nachgeben.

- Jetzt richten Sie sich langsam wieder auf, bis der Kopf frei nach vorne schaut. Bauen Sie dabei im Inneren eine Säule aus lichtvollem Gelb auf, die von den Fußsohlen bis zur Schädeldecke reicht.

Darauf sollten Sie achten

- Sie sollten stets guten Kontakt zum Boden haben.
- Zum Schluss geht der Blick geradeaus, nicht nach oben oder unten.
- In der Aufrichtung ist der Oberkörper gerade, ohne steif zu werden oder ins Hohlkreuz zu rutschen. Die Arme bleiben neben dem Körper hängen.

Verankern

Setzen Sie nun erst den einen, dann den anderen Fuß zur Seite, sodass die Beine nach unten einen offenen Winkel bilden. Die Knie bleiben gelöst, sie sollten nicht ganz durchgestreckt sein. Innerlich schwingt ein kraftvolles Rot durch die Beine bis in die Füße, während die gelbe Lichtsäule im Oberkörper und Kopf erhalten bleibt.

Liebevoll umschließen

Führen Sie die Arme vor der Körpermitte zu einem Kreis zusammen und lassen Sie in den Armen ein sanftes Blau entstehen.

Den Dreiklang empfinden

Bleiben Sie einen Moment in dieser Haltung und spüren Sie jetzt den Dreiklang von I, A und O, bevor Sie die Arme wieder sinken lassen, die Füße nebeneinanderstellen und die Haltung auflösen.

Zum Abschluss

Spüren Sie achtsam nach, welche Wirkung die Übung auf Sie hatte – am Körper, im Körper, um den Körper herum und in Ihnen selbst, in Ihrer Wahrnehmung, Ihren Gefühlen.

Zum Zentrieren

Diese Übung wird seit dem frühen Mittelalter praktiziert. Sie stellt in das Kraftfeld zwischen Oben und Unten, zwischen Leichte und Schwere, zwischen Himmel und Erde, zwischen Licht und Finsternis.[46] Damit macht sie das körperlich-seelische Zentrum bewusst.

So geht's

- Sie stehen aufrecht, die Füße sind nebeneinander, die Knie locker. Legen Sie die Hände übereinander auf das Sonnengeflecht (eine Handbreit oberhalb des Bauchnabels, auch Solarplexus genannt). Verharren Sie so einen Moment.

- Während die Hände noch auf dem Sonnengeflecht ruhen, stellen Sie zuerst den rechten, dann den linken Fuß ein Stück seitwärts, sodass die Beine ein nach unten offenes Dreieck bilden, dessen obere Spitze im Zwerchfell liegt.

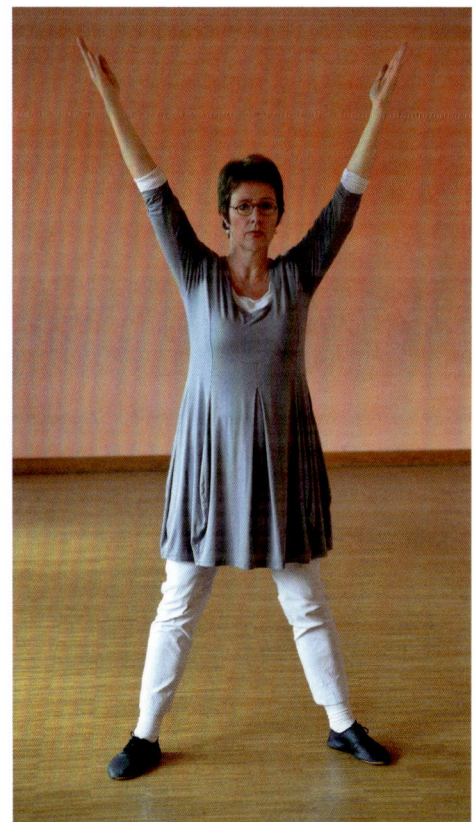

- Spüren Sie die Schwere nach unten und ziehen Sie innerlich eine Linie zwischen den Füßen, um das Dreieck nach unten abzuschließen. Dieses Dreieck ist blau.

- Bleiben Sie in dieser Stellung und begleiten Sie sie mit dem innerlich gesprochenen Satz: »Schwere lastet abwärts.«

- Führen Sie jetzt die Arme gestreckt nach oben, sodass sie ebenfalls ein Dreieck bilden, dessen Spitze sich mit dem unteren Dreieck im Sonnengeflecht überlappt. Der Blick bleibt geradeaus.

- Spüren Sie das Licht und die Leichtigkeit in diesem oberen Winkel und ziehen Sie dann innerlich

eine Linie zwischen den Händen, um das Dreieck nach oben abzuschließen. Dieses Dreieck ist gelb.

- Bleiben Sie in dieser Stellung und begleiten Sie sie mit dem Satz: »Licht
strömt aufwärts.«
- Richten Sie jetzt Ihre Aufmerksamkeit in die Region, wo sich die Spitzen der beiden Dreiecke und damit Leichte und Schwere im Sonnengeflecht überschneiden. Hier treffen sich Blau und Gelb.
- Bleiben Sie mindestens eine halbe Minute ruhig in dieser Haltung stehen.
- Lösen Sie zuerst die Arme, dann die Beine und stellen Sie sich wieder
in die Ausgangsposition, während die Hände erneut auf dem Sonnengeflecht zur Ruhe kommen.
- Wiederholen Sie diese Übung dreimal.

Darauf sollten Sie achten

- Bleiben Sie entspannt und lassen Sie vor allem die Schultern und Schulterblätter sinken, während Sie die Arme nach oben halten.
- Vergessen Sie das Atmen nicht!

Zum Abschluss

Spüren Sie achtsam nach, welche Wirkung die Übung auf Sie hatte – am
Körper, im Körper, um den Körper herum und in Ihnen selbst, in Ihrer
Wahrnehmung, Ihren Gefühlen.

Für jeden Typ etwas

Auf Seite 39 ff. haben wir drei Konstitutionstypen beschrieben, die bestimmte
Einseitigkeiten aufweisen. Es sind Merkmale, die einerseits angeboren sind,
andererseits sich aber auch im Lauf des Lebens eingeschliffen haben. Die
nachfolgenden Übsequenzen sind dazu gedacht, mit solchen Einseitigkeiten
besser zurechtzukommen. Es geht nicht darum, den Typ zu verändern!

Sie können selbst nachspüren, welche der einzelnen Übungen besonders
gut für Sie ist, und diese dann nach Belieben häufiger wiederholen. Machen
Sie zum Abschluss jeweils die Harmonisierungs-Übung aus den Lauten I, A
und O (siehe Seite 107 f.).

Für kopfbetonte Menschen

Für sie ist es wichtig, die kopf- und sinnesbetonte Orientierung auszugleichen, die Lebenskräfte anzuregen und zu stabilisieren, sich stärker mit der Erde zu verankern. Dadurch schaffen sie sich einen Schutzraum für das eigene Selbst und beruhigen die Intensität der Sinnesreize aus dem Umfeld.

In die Füße kommen
So geht's

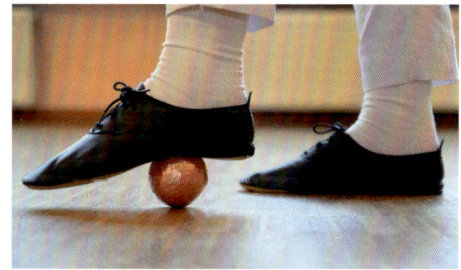

- Legen Sie eine Kugel (ersatzweise einen Tennis- oder Igelball) zwischen die Füße auf den Boden. Stehen Sie gut auf beiden Füßen.
- Verlagern Sie das Gewicht auf ein Bein, setzen Sie den anderen Fuß auf die Kugel und rollen Sie diese vier- bis sechsmal mit der Fußsohle langsam hin und her.
- Wechseln Sie danach den Fuß und wiederholen Sie die Übung.

Darauf sollten Sie achten

- Das Standbein soll im Knie locker sein.
- Die Kugel sollte in Körpernähe bleiben und nicht weiter als eine Fußlänge weggerollt werden.
- Spüren Sie nach, wie viel Druck Ihr Fuß gerade braucht.
- Wenn die Kugel immer wieder wegrollt, können Sie sie auf eine Unterlage (Teppich, Vorleger) legen oder mit weniger Druck arbeiten.
- Machen Sie diese Übung nicht schnell und flüchtig, sondern nehmen Sie sich ruhig einige Minuten Zeit dafür.

Der Stern in mir (Fünfstern)
Diese Übung beruht auf der Grundform eines fünfstrahligen Sterns. Er steckt in jeder menschlichen Gestalt: Seine Spitze ist der Kopf, sein rechter und linker oberer Strahl sind die ausgebreiteten Arme mit den Händen, sein rechter und linker unterer Strahl sind die leicht gegrätschten Beine mit den Füßen.

So geht's

- Stellen Sie sich diesen fünfstrahligen Stern vor sich auf den Boden gelegt vor. Er sollte einen Durchmesser von etwa zwei bis drei Metern haben, er darf aber auch kleiner sein. Der Ausgangspunkt ist der Kopf, also die obere Spitze des Sterns. Von dort aus gehen Sie mit dem rechten Fuß beginnend drei oder fünf Schritte nach vorne zur rechten vorderen Spitze, dann wiederum mit drei bis fünf Schritten nach links hinten, anschließend seitwärts nach rechts, dann wieder vorwärts nach links vorne, um schließlich rückwärts wieder zum Ausgangspunkt zurückzukehren.
- Wiederholen Sie dies fünfmal.

Darauf sollten Sie achten

- Der Körper bleibt immer frontal nach vorne orientiert.
- Das Tempo kann von langsam zu rasch variieren.
- Gehen Sie alle Strecken flüssig nacheinander und verweilen Sie nicht lange an den Eckpunkten.
- Alle fünf Punkte sollten als Kraftstrom miteinander verbunden sein.
- Gehen Sie leichtfüßig, nicht mit schwerem Schritt.

Fünf Vokale (A, E, I, O, U)

Diese Laute haben wir auf Seite 80 ff. beschrieben. Bei der Fünf-Vokale-Übung werden sie nicht einzeln ausgeführt, sondern gehen ohne Pause direkt ineinander über. Diese Bewegungsfolge harmonisiert und belebt Körper, Geist und Seele.

So geht's

- Stehen Sie aufrecht mit lockeren Knien, die Füße nebeneinander. Heben Sie beide Arme gestreckt nach vorne bis auf Höhe des Bauchnabels an und öffnen Sie sie dabei so weit, dass sie einen Winkel von etwa 90 Grad bilden, die Handflächen weisen nach innen. Verharren Sie dort einen Moment, ohne die Arme zu überstrecken.
- Aus dieser Haltung des A heraus bilden Sie das E: Führen Sie beide Arme übereinander, sodass sie sich auf der Höhe der Unterarme vor der Brust überkreuzen.
- Von dort geht es direkt zum I: Den auf dem Kreuzpunkt oben liegenden Arm strecken Sie nach oben, den unteren nach unten, sodass beide zu-

sammen eine lange Gerade bilden. Die Handflächen zeigen beide nach innen.

- Für das O führen Sie beide Arme in Bauchhöhe zusammen, bis sich die Fingerspitzen berühren.
- Öffnen Sie die Arme, sodass Sie sie – mit den Handflächen zueinander – parallel vor sich zum U ausstrecken.
- Halten Sie sie dort einen Moment und lassen Sie die Arme dann wieder neben dem Körper hängen.
- Wiederholen Sie diese Übung dreimal.

Darauf sollten Sie achten

- Die Übergänge zwischen den Lauten dürfen sich nicht verwischen, jeder einzelne Vokal sollte deutlich wahrnehmbar sein und jeweils einen Moment gehalten werden.
- Hände, Arme und Schultern sollten entspannt sein.
- Fühlen Sie die Veränderung in den Armen gut mit: beim A den offenen Winkel, beim E das Überkreuzen, beim I das Strecken, beim O das Runden, beim U die Parallele.
- Sie können die Übung unterstützen, indem Sie lautlos die entsprechenden Vokale innerlich mitsprechen.

Fünfstern mit Vokalen

Jetzt werden die beiden vorgenannten Übungen miteinander kombiniert: Gehen Sie den Fünfstern wie oben beschrieben und bilden Sie auf jedem Weg von der einen Spitze des Fünfsterns in die nächste einen Vokal. Sie beginnen mit dem A auf dem Weg vom Ausgangspunkt nach vorne rechts. Danach folgt das E, dann das I, das O und das U – mit dem Sie rückwärts in die Ausgangsposition zurückgehen.

So geht's

Wiederholen Sie diese Fünfstern-Variation mindestens drei- bis fünfmal.

Darauf sollten Sie achten

- Solange Sie die Übung noch nicht gewöhnt sind, werden Sie an den Spitzen jeweils kurz anhalten und sich besinnen müssen, was als Nächstes kommt. Mit der Zeit sollte die Übung fließender werden und schließlich ohne Unterbrechung flüssig ablaufen.

- Das Ziel ist, die Laute während der Schritte zu bilden, prozesshaft, und nicht schon am Anfang oder am Ende der drei bis fünf Schritte.

Einen Schutzraum bilden

Diese Übsequenz stellt eine Variation des Lautes B (siehe Seite 76 f.) dar: Sie stehen aufrecht, die Knie sind locker.

So geht's

- Heben Sie beide Arme an und führen Sie sie so über den Kopf, dass die Hände nebeneinanderliegen.
- Lösen Sie Arme und Hände und bringen Sie sie vor dem Gesicht zur Ruhe, anschließend vor der Brust und schließlich vor dem Bauch. Die Unterarme stehen jeweils halb übereinander, sodass sich nach und nach eine Art warme, schützende Hülle vor Ihrem gesamten Körper bildet – vom Kopf bis hinab zum Unterbauch.
- Wie eng Sie die Arme vor den Körper halten, hängt davon ab, wie dicht der Schutzraum Ihrem Gefühl nach sein soll.
- Wiederholen Sie diese Folge dreimal.

Ausklang

- Schließen Sie die gesamte Übsequenz mit dem Dreiklang I – A – O ab: Stellen Sie sich aufrecht hin, die Knie sind locker. Nun lösen Sie absichtsvoll alle Spannung im Oberkörper, sodass der Kopf etwas nach vorne sinkt, die Arme seitlich hängen, der Rücken sich leicht rundet und die Knie etwas nachgeben.
- Richten Sie sich langsam wieder auf, bis der Kopf frei nach vorne schaut.
- Setzen Sie nun erst den einen, dann den anderen Fuß zur Seite, sodass die Beine nach unten einen offenen Winkel bilden. Die Knie bleiben gelöst, sie sollten nicht ganz durchgestreckt sein.
- Führen Sie nun die Arme vor der Körpermitte zu einem Kreis zusammen.
- Bleiben Sie einen Moment in dieser Haltung und spüren Sie den Dreiklang von I, A und O, bevor Sie die Arme wieder sinken lassen, die Füße nebeneinanderstellen und die Haltung auflösen.

Zum Abschluss

Spüren Sie achtsam nach, welche Wirkung die Übung auf Sie hatte – am Körper, im Körper, um den Körper herum und in Ihnen selbst, in Ihrer Wahrnehmung, Ihren Gefühlen.

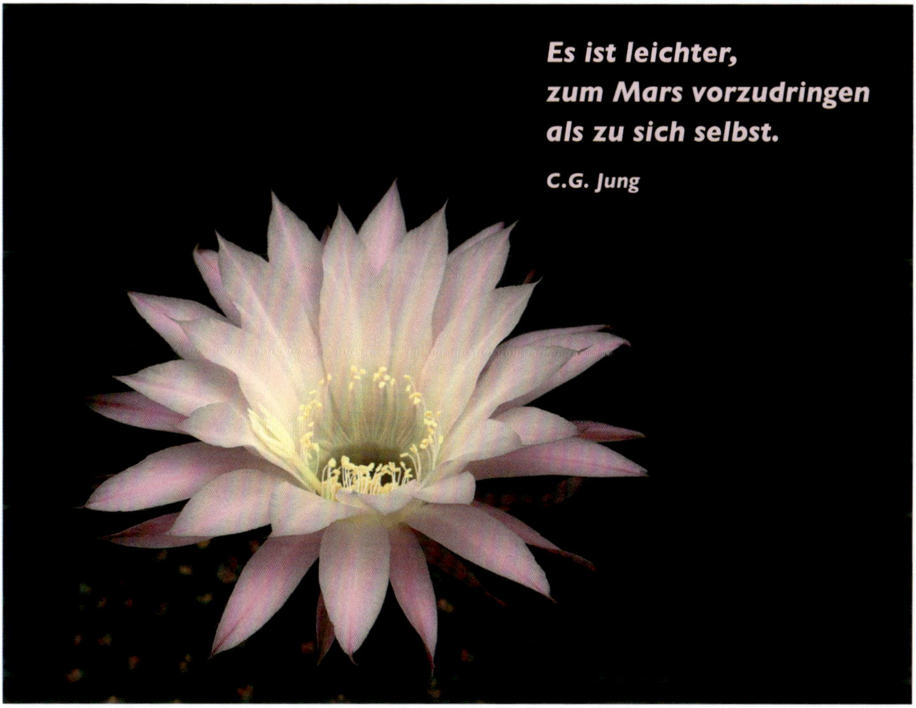

Es ist leichter, zum Mars vorzudringen als zu sich selbst.

C.G. Jung

Für gefühlsbetonte Menschen

Für sie ist es wichtig, ihre Mitte zu finden und in einen guten, ruhigen Rhythmus zu kommen, sich selbst zu strukturieren und zu entschleunigen.

In die Füße kommen

So geht's

- Legen Sie eine Kugel (ersatzweise ein Tennis- oder Igelball) zwischen die Füße auf den Boden. Stehen Sie gut auf beiden Füßen.

- Verlagern Sie das Gewicht auf ein Bein, setzen Sie den anderen Fuß auf die Kugel und rollen Sie diese vier- bis sechsmal mit der Fußsohle langsam hin und her.
- Wechseln Sie danach den Fuß und wiederholen Sie die Übung.

Darauf sollten Sie achten
- Das Standbein sollte im Knie locker sein.
- Die Kugel sollte in Körpernähe bleiben und nicht weiter als eine Fußlänge weggerollt werden.
- Spüren Sie nach, wie viel Druck Ihr Fuß gerade braucht. Es soll nicht zu viel sein, sodass es schmerzt, aber auch nicht zu wenig.
- Wenn die Kugel immer wieder wegrollt, können Sie sie auf eine Unterlage (Teppich, Vorleger) legen oder mit weniger Druck arbeiten.

Rhythmischer Fünfstern

Den Fünfstern haben wir auf Seite 111 f. beschrieben, jetzt wird das Gehen mit einem bestimmten Rhythmus kombiniert.

So geht's
- Gehen Sie mit dem rechten Fuß beginnend in drei Schritten nach vorne zur rechten vorderen Spitze des Fünfsterns, stellen Sie auf »vier« den linken Fuß an und bleiben Sie kurz stehen.
- Bei allen Schritten, mit denen Sie im Folgenden den Fünfstern abschreiten, zählen Sie jeweils auf vier: Schritt, Schritt, Schritt – anstellen. Und dann von Neuem: Schritt, Schritt, Schritt – anstellen.
- Der Körper bleibt dabei immer frontal nach vorne orientiert.
- Gehen Sie den Fünfstern auf diese Weise dreimal in sehr ruhigem Tempo.

Rhythmischer Fünfstern mit M, A und E
So geht's
- Jetzt kombinieren Sie den rhythmischen Fünfstern mit dem Laut M. Beginnen Sie mit dem M im Stehen: Halten Sie die linke Hand in Schulterhöhe dicht am Körper, mit der Handfläche nach vorne. Den rechten Arm strecken Sie in Brusthöhe vor sich aus und drehen die Handfläche zu sich hin. Beide Handflächen schauen sich also an.

- Führen Sie jetzt die Hände parallel aneinander vorbei, bis der linke Arm gestreckt und der rechte herangezogen ist. Die Handflächen behalten dabei ihre Richtung: Links zeigt nach vorne, rechts zeigt zum Körper.
- Dann drehen Sie beide Handflächen um, sodass die rechte nach vorne zeigt und die linke zum Körper. Jetzt erfolgt die gleiche Bewegung in umgekehrter Richtung.
- Machen Sie dieses Hin und Her mehrere Male am Ort und zählen Sie dabei innerlich jeweils auf vier – wie zuvor beim Gehen.
- Jetzt kombinieren Sie das M mit dem Fünfstern: Gehen Sie in drei Schritten zur vorderen rechten Sternspitze und führen Sie den linken Arm dabei nach vorne, den rechten zum Körper, wie in der Übung beschrieben.
- Wenn Sie an der rechten vorderen Sternspitze angekommen sind, ist der linke Arm also gestreckt, der rechte körpernah. In dieser Haltung bleiben Sie kurz stehen.
- Bevor Sie die nächste Schrittfolge beginnen, wenden Sie die Handflächen.
- In dieser Art gehen Sie jetzt den gesamten Fünfstern rhythmisch ab, insgesamt dreimal.
- Vielleicht müssen Sie sich dabei anfangs etwas sortieren – das macht nichts, denn genau darum geht es ja! Wählen Sie deshalb zu Beginn auf jeden Fall ein ruhiges Tempo. Nach einiger Zeit werden Sie bemerken, dass das Ganze einem bestimmten Rhythmus folgt und Sie deshalb auch selbst in ein gelassenes, ruhiges Atmen bringt.
- Der nächste Schritt besteht darin, dass Sie zusätzlich an jeder der fünf Sternspitzen in Brusthöhe noch ein A (siehe Seite 80 f.) und zwei E (siehe Seite 82 f.) machen, und zwar rhythmisch: A – E – E – Pause (das letzte E halten).

Darauf sollten Sie achten
- Führen Sie die Bewegung nicht mechanisch aus, sondern achten Sie darauf, dass sie fließend, weich und atmend erfolgt.
- Die Armbewegung darf nicht ruckartig zu Beginn des Gehens oder erst an einer der Sternspitzen erfolgen, sondern sollte während des ganzen Weges sanft strömen.
- Finger, Hände und Ellenbogen sollten locker bleiben.
- In den Händen sollte nicht zu viel Spannung liegen.
- Der Blick sollte nach vorne gerichtet bleiben, er folgt nicht den Händen.

Konsolidieren mit D

So geht's

- Wenn Sie die Fünfstern-Folge abgeschlossen haben, stellen Sie sich in das mittlere Kraftfeld des Sterns, also in die Mitte der abgeschrittenen Linien. Spüren Sie in den Raum hinein, der sich durch die vorigen Übungen gebildet hat. Es ist, als stünden Sie in einem großen, dreidimensionalen Kraftfeld, das Sie im Bewegen selbst erschaffen haben.
- Konsolidieren Sie jetzt Ihre Mitte mit dem Laut D (siehe Seite 78 f.): Sie stehen aufrecht, die Füße sind hüftbreit auseinandergesetzt.
- Heben Sie die Arme gleichzeitig über außen bis in Kopfhöhe und senken Sie dann die Hände parallel in etwa 30 cm Abstand nebeneinander ab. Die Handflächen schauen dabei zum Boden.
- Der Oberkörper bleibt gerade und richtet sich mit der Abwärtsbewegung eher noch etwas weiter auf, der Blick geht geradeaus.
- In Hüfthöhe halten Sie die Bewegung an und verweilen dort noch ein bisschen. Die Ellenbogen sind gebeugt, nicht gestreckt!
- Anschließend lassen Sie die Arme entspannt hängen und beginnen von vorne. Insgesamt viermal.

Ausklang

- Schließen Sie die gesamte Übsequenz mit dem Dreiklang I – A – O ab: Stellen Sie sich aufrecht hin, die Knie sind locker. Nun lösen Sie absichtsvoll alle Spannung im Oberkörper, sodass der Kopf etwas nach vorne sinkt, die Arme seitlich hängen, der Rücken sich leicht rundet und die Knie etwas nachgeben.
- Richten Sie sich langsam wieder auf, bis der Kopf frei nach vorne schaut.
- Setzen Sie nun erst den einen, dann den anderen Fuß zur Seite, sodass die Beine nach unten einen Winkel bilden, die Knie bleiben locker.
- Führen Sie nun die Arme vor der Körpermitte zusammen.
- Bleiben Sie einen Moment in dieser Haltung und spüren Sie den Dreiklang von I, A und O, bevor Sie die Arme wieder sinken lassen, die Füße nebeneinanderstellen und die Haltung auflösen.

Zum Abschluss

Spüren Sie achtsam nach, welche Wirkung die gesamte Übung auf Sie hatte – am Körper, im Körper, um den Körper herum und in Ihnen selbst, in Ihrer Wahrnehmung, Ihren Gefühlen.

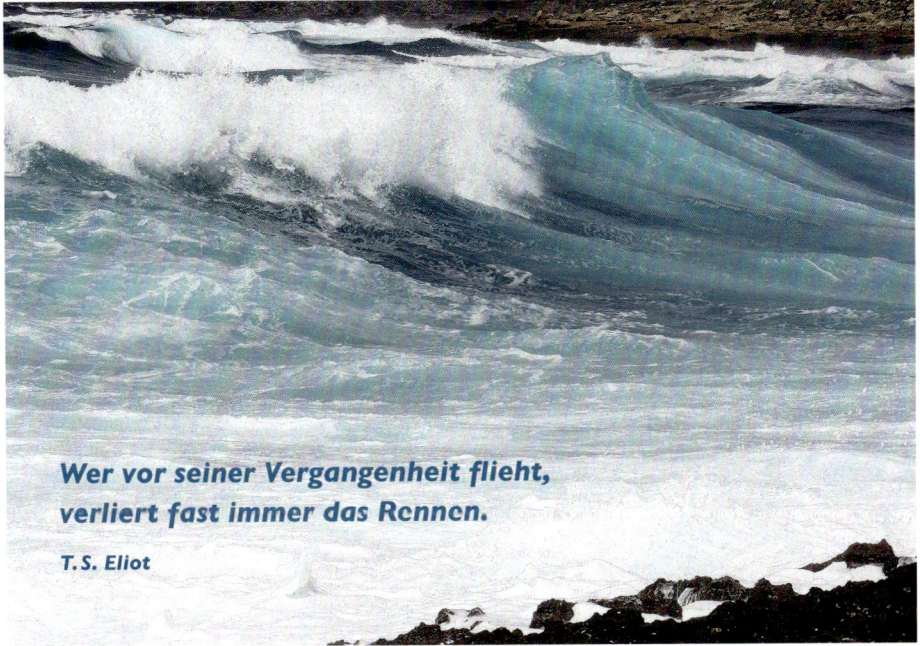

Wer vor seiner Vergangenheit flieht, verliert fast immer das Rennen.

T. S. Eliot

Für bauchbetonte Menschen

Für sie ist es wichtig, in Bewegung zu kommen, eine Dynamik zu entwickeln, aber auch sich selbst dabei nicht zu verlieren. Es gilt, das eigene Tempo flexibel zu gestalten und zu variieren, um die eigene Kraft besser dosieren zu können.

In die Füße kommen
So geht's

- Legen Sie eine Kugel (ersatzweise einen Tennis- oder Igelball) zwischen die Füße auf den Boden. Stehen Sie gut auf beiden Füßen.
- Verlagern Sie das Gewicht auf ein Bein, setzen Sie den anderen Fuß auf die Kugel und rollen Sie diese vier- bis sechsmal mit der Fußsohle langsam hin- und her. Wechseln Sie danach den Fuß und wiederholen Sie die Übung.

Darauf sollten Sie achten

- Das Standbein sollte im Knie locker sein.
- Die Kugel sollte in Körpernähe bleiben und nicht weiter als eine Fußlänge weggerollt werden.
- Spüren Sie nach, wie viel Druck Ihr Fuß gerade braucht.
- Wenn die Kugel immer wieder wegrollt, können Sie sie auf eine Unterlage (Teppich, Vorleger) legen oder mit weniger Druck arbeiten.

Die liegende Acht

So geht's

- Stellen Sie sich vor, Sie stehen im Mittelpunkt einer liegenden Acht, deren Bäuche sich vor und hinter Ihnen erstrecken.
- Gehen Sie jetzt die Ränder dieser liegenden Acht in zügigem Tempo insgesamt mindestens fünfmal hintereinander ab, der Oberkörper zeigt dabei immer nach vorne (frontal).

Darauf sollten Sie achten

- Gehen Sie nicht zu langsam oder Schritt für Schritt, sondern eher in der Vorstellung, als würden Sie auf Schienen gleiten.
- Beachten Sie, dass Sie die Füße manchmal überkreuzen müssen.

Die liegende Acht mit L

So geht's

- Sie beginnen mit dem Laut L (siehe Seite 73 ff.), aber jetzt in einer Variation: Greifen Sie mit den Händen tief nach unten und beugen Sie dabei den Oberkörper und die Knie etwas.
- Dann richten Sie sich auf und führen die Hände vor der Körpermittellinie nach oben bis hoch über den Kopf und wieder nach außen hinunter, um dann erneut nach unten einzutauchen.
- Diese Kreisform beschreiben Sie vier- bis fünfmal.
- Anschließend gehen Sie – wie oben beschrieben – die liegende Acht zweimal ab.
- Sind Sie wieder im Kreuzungspunkt angekommen, wiederholen Sie dreimal das L. Dann geht es erneut in die liegende Acht (zweimal), im Kreuzungspunkt machen Sie wiederum dreimal das L.

- Wiederholen Sie die gesamte Übung dreimal.
- Wenn die Übung in dieser Form Ihrem Rücken nicht guttut oder Sie den Kopf nicht so stark hängen lassen können, machen Sie das L in einer kleineren Version, ohne sich so tief hinabzubeugen. Wichtig ist, dass Sie die Intensität bewahren und bewusst in die Schwere eintauchen, diese dann aber in die Leichte verwandeln.

Darauf sollten Sie achten
- Der Blick folgt nicht den Händen nach oben, sondern bleibt geradeaus.
- Erleben Sie bewusst den Wechsel zwischen raumgreifendem Gehen und der Armbewegung im Stehen, zwischen Unten (Beine, Füße) und Oben (Arme).

Fünfstern mit U

So geht's
- Den Fünfstern haben wir bereits auf Seite 111 f. beschrieben. Gehen Sie diesen Fünfstern dreimal mit jeweils drei oder fünf Schritten.
- Anschließend kombinieren Sie ihn mit dem Laut U (siehe Seite 87 f.): Während Sie zu den Eckpunkten gehen, formen Sie jeweils mit den Armen und Händen das U: Auf dem Weg nach rechts vorne führen Sie Arme und Hände gestreckt von unten nach oben, auf dem nächsten Weg (zum Eckpunkt links hinten) von oben nach unten – und so weiter, bis Sie auf dem Rückweg zum Ausgangspunkt die Arme und Hände wieder von unten nach oben führen. Sie kommen also mit nach oben gestreckten Armen an.
- Lassen Sie die Arme sinken und ruhen Sie einen Moment aus, um dann die Übung insgesamt dreimal in dieser Weise zu wiederholen.

Darauf sollten Sie achten
- Der Blick folgt nicht den Händen nach oben, sondern bleibt geradeaus.
- Der Oberkörper bleibt nach vorne ausgerichtet; auch die Fußspitzen zeigen nach vorne, während Sie die Diagonale gehen.
- Die Schultern bleiben locker und werden nicht zu den Ohren hochgezogen!
- Vergessen Sie das Atmen nicht!
- Der Bewegungsablauf soll flüssig erfolgen.

Bei sich ankommen

So geht's

- Um sich zu zentrieren und wieder gut bei sich selbst anzukommen, machen Sie eine Variante des O: Sie stehen aufrecht, die Knie sind locker, die Arme hängen rechts und links neben dem Körper.
- Führen Sie die Arme über außen nach oben, bis sich die Fingerspitzen über dem Kopf begegnen. Sie brauchen dabei nicht senkrecht über dem Scheitel zu stehen, sondern es reicht, wenn die Hände etwas weiter vorne bleiben.
- Mit den aneinanderliegenden Fingerspitzen führen Sie die Arme jetzt vor dem Körper in einem großen runden O nach unten, bis die Hände die Oberschenkel berühren.
- Lassen Sie die Hände und Arme los.
- Anschließend wiederholen Sie dieses O noch zweimal.

Darauf sollten Sie achten

- Der Blick bleibt geradeaus, er folgt nicht den Händen nach oben.
- Die Schultern bleiben locker und werden nicht zu den Ohren hochgezogen!
- Vergessen Sie das Atmen nicht!
- Der Bewegungsablauf soll flüssig erfolgen.

Ausklang

- Schließen Sie die gesamte Übsequenz mit dem Dreiklang I – A – O ab: Stellen Sie sich aufrecht hin, die Knie sind locker. Nun lösen Sie absichtsvoll alle Spannung im Oberkörper, sodass der Kopf etwas nach vorne sinkt, die Arme seitlich hängen, der Rücken sich leicht rundet und die Knie etwas nachgeben.
- Richten Sie sich langsam wieder auf, bis der Kopf frei nach vorne schaut.
- Setzen Sie nun erst den einen, dann den anderen Fuß zur Seite, sodass die Beine nach unten einen offenen Winkel bilden. Die Knie bleiben gelöst, sie sollten nicht ganz durchgestreckt sein.
- Führen Sie nun die Arme vor der Körpermitte zu einem Kreis zusammen.
- Bleiben Sie einen Moment in dieser Haltung und spüren Sie den Dreiklang von I, A und O, bevor Sie die Arme wieder sinken lassen, die Füße nebeneinanderstellen und die Haltung auflösen.

Zum Abschluss
Spüren Sie achtsam nach, welche Wirkung die gesamte Übung auf Sie hatte – am Körper, im Körper, um den Körper herum und in Ihnen selbst, in Ihrer Wahrnehmung, Ihren Gefühlen.

Das Fünf-Antreiber-Übpaket

Die »fünf Antreiber« (siehe Seite 36 ff.) sind mächtige Faktoren auf dem Weg in den Stress. Um ihre Macht einzugrenzen und Wege aus der Stressfalle aufzuzeigen, gibt es für alle Antreiber eigene Erlaubnissätze (siehe Seite 56 f.), die ihnen etwas Positives gegenüberstellen.

Unser Fünf-Antreiber-Übpaket dient dazu, einen seelischen Schutzschild schaffen, an dem der negative Einfluss der Antreiber abprallt und mit der Zeit seine durchschlagende Kraft verliert. Dadurch verstärkt sich die Wirkung der Erlaubnissätze – unterstützt vom Bewegen, achtsamen Wahrnehmen und von gerichteter Aufmerksamkeit. So kann sich die geballte Spannung und Energie eines Antreibers allmählich positiv verwandeln, sodass Sie mit sich und Ihren eigenen Bedürfnissen in Kontakt und in Einklang kommen. Je nachdem, welche Antreiber bei Ihnen vorherrschen, können Sie sich die entsprechenden Übungen aussuchen und diese kombinieren.

So wie die Antreiber sich nicht von heute auf morgen in Ihnen festgesetzt haben, so braucht es aber auch seine Zeit, sie in ihre Grenzen zu weisen und ihre Macht einzudämmen. Erwarten Sie also nicht, dass sich Ihr Stressverhalten verändert, nur weil Sie die Übungen ein paarmal gemacht haben. Wenn Sie jedoch dranbleiben, wenn Sie sich die Antreiber immer wieder bewusst machen und die Erlaubnisse berücksichtigen, werden Sie spüren, dass die Antreiber mit der Zeit ihre Macht verlieren und Sie insgesamt ausgeglichener und stressresistenter werden.

Bei allen Übungen greifen wir zu Beginn erst einmal die Dynamik auf, die den Antreiber charakterisiert.

Vielleicht gelingt es Ihnen mit der Zeit, dass Sie sich just in dem Moment an diese Übung erinnern, wenn der Antreiber sich mal wieder in Ihnen breitmacht. Rufen Sie dann das Gefühl ins Bewusstsein, das Sie empfinden, wenn Sie die Übung machen, oder wie sie in Ihnen nachwirkt. Oft verliert der Antreiber schon allein dadurch an Macht.

Achten Sie darauf, dass Sie sich nicht selbst abwerten, wenn Sie einem Antrei-ber mal wieder auf den Leim gegangen sind, nach dem Motto: »O je, das war wieder mal typisch, ich kann das eben nicht, ich schaffe das nie …«
Negative Selbstgespräche (Selbstsabotage) sind ja gerade oft Ausdruck der inneren Antreiber! Sprechen Sie mit sich selbst so, als wollten Sie einen guten Freund liebevoll unterstützen.

Damit Sie im Alltag den Antreibern nicht automatisch folgen, ist es hilf-reich, immer wieder in die Füße zu spüren, und zwar bei Tätigkeiten, die Sie ohnehin täglich ausführen: auf dem Weg vom Drucker zum Schreibtisch, an der Kasse im Supermarkt, beim Bügeln, beim Zähneputzen oder bei ande-ren Alltagsbeschäftigungen. Damit werden Sie sich Ihrer selbst und Ihrer Erdung bewusst. Sie steigen aus dem »Autopilot-Modus« aus. Sie können das Steuer wieder in die Hand nehmen, anstatt von Antreibern gesteuert zu werden.

Übung zum Antreiber »Sei stark!«

Zu Beginn sprechen Sie den Erlaubnissatz für diesen Antreiber dreimal laut vor sich hin: »Ich darf schwach sein und mir Hilfe holen.« Sie können diesen Erlaubnissatz für sich auch anders formulieren.

Die anschließende Übung setzt sich aus drei Lauten zusammen: A, L und M. Mit dem A stellen Sie sich erst einmal mit aller Kraft in die Welt, Sie sind stark, gleichzeitig lassen Sie aber auch bewusst los und nehmen absichtsvoll die Spannung heraus. Sie werden wahrnehmend nach innen und sind nicht mehr nur nach außen gerichtet, Sie bekommen einen Bezug zu sich selbst.

Das L hat eine ähnliche Dynamik: Anfangs sind Sie groß und stark im Umfeld, werden dann aber immer kleiner, Sie kommen zu sich, Sie finden im Herzraum Ihre Mitte.

Mit dem M kommen Sie in eine atmende, fließende Dynamik. Sie schaffen eine bewegliche Mitte zwischen Oben und Unten, ein harmonisches Gleich-gewicht.

Das A – So geht's
- Für das A (siehe Seite 80 f.) stellen Sie sich aufrecht hin, die Füße stehen hüftbreit auseinander, sodass Sie einen stabilen Stand haben. Führen Sie beide Arme mit aufgestellten Handflächen gestreckt nach vorne, so-

dass sie einen offenen Winkel bilden und in den Armen eine Spannung entsteht.
- Jetzt verringern Sie die Spannung, indem Sie Hände und Arme langsam sinken lassen.
- Wiederholen Sie diesen Ablauf insgesamt fünfmal.

Darauf sollten Sie achten
- Das Atmen nicht vergessen!
- Versuchen Sie den Kontrast zwischen der starken Spannung bei erhobenen Armen und der Entspannung bei abgesenkten Armen zu spüren.

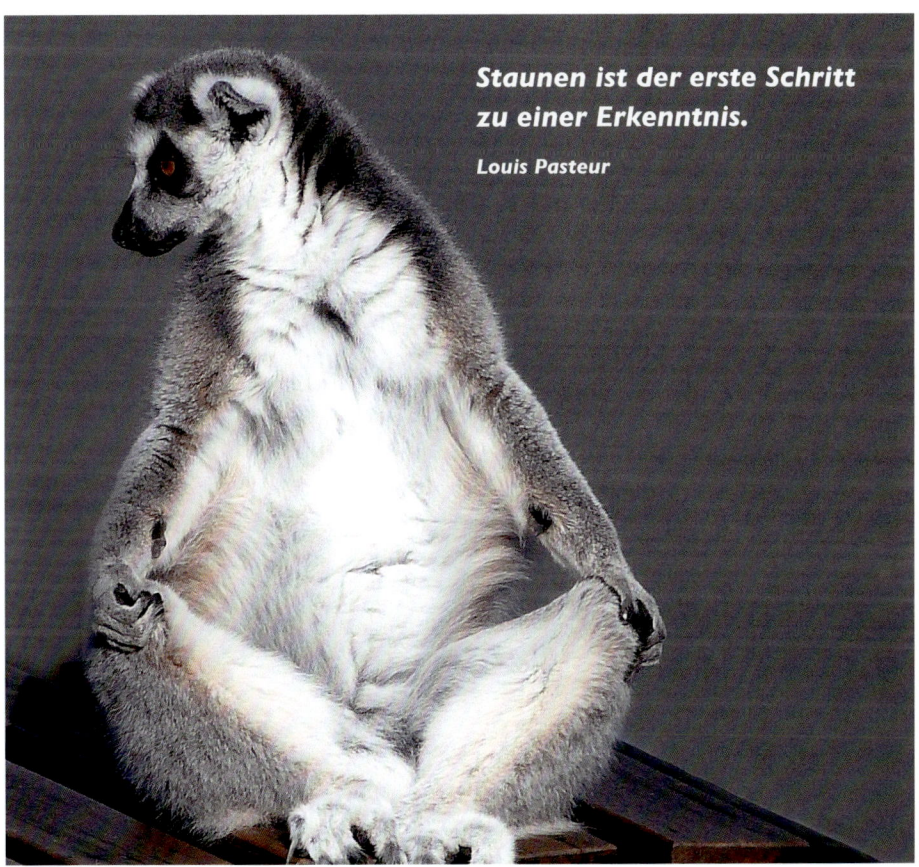

Staunen ist der erste Schritt zu einer Erkenntnis.

Louis Pasteur

Das L – So geht's

- Für das L (siehe Seite 73 ff.) heben Sie die Arme seitwärts etwas an, tauchen dann nach unten ein und heben die Arme parallel vor der Körpermittellinie an bis über den Kopf, öffnen die Hände und lassen die Arme seitlich wieder absinken.
- Diese Bewegung führen Sie insgesamt zehnmal aus, aber jedes zweite Mal wird die Kreisbewegung kleiner. Nachdem Sie zweimal die Hände über dem Kopf geöffnet haben, tun Sie das bei den folgenden zwei L auf Stirnhöhe, danach auf Höhe des Kinns, dann des Brustbeins und schließlich des Herzens. Die Bewegung der Arme wird dabei jedes Mal ein wenig kleiner, sodass sie zum Schluss mit Händen und Unterarmen nur noch ein kleines L vor der Brust beschreiben.

Darauf sollten Sie achten

- Die ersten großen Kreisbewegungen sollten keinen »Springbrunnen-Charakter« haben, sondern auch in der Bewegung nach oben ruhig geführt sein.
- Die Augen bleiben geradeaus gerichtet und folgen nicht der Kreisbewegung.

Das M – So geht's

- Jetzt folgt das M (siehe Seite 70 f.): Wenn Sie das letzte und kleinste L ausgeführt haben, halten Sie die Hände in Taillenhöhe etwas vor sich, die rechte Handfläche schaut zum Boden, die linke nach oben. Sie führen die linke Hand bis in Stirnhöhe nach oben und die rechte gleichzeitig nach unten.
- Wenn die Hände am weitesten voneinander entfernt sind, drehen Sie sie um, sodass die linke nach unten, die rechte nach oben zeigt.
- Jetzt folgt die Gegenbewegung: Während die linke Hand sich nach unten senkt, führen Sie die rechte nach oben – in gleichmäßigem, sehr langsamem Tempo.
- Begleiten Sie die Bewegung innerlich mit großer Aufmerksamkeit und achten Sie darauf, dass beide Hände gleich wichtig sind.
- Spüren Sie in dieses ruhige, fließende Auf und Ab gut hinein, bis Sie das Gefühl haben, es sei genug.
- Zum Abschluss führen Sie beide Hände unter der Brust zusammen und verweilen einen Moment in dieser Haltung.

Zum Abschluss

Schließen Sie die Übung damit ab, dass Sie den Erlaubnissatz noch einmal vor sich hin sprechen: »Ich darf schwach sein und mir Hilfe holen.« Spüren Sie achtsam nach, welche Wirkung die Übung auf Sie hatte – am Körper, im Körper, um den Körper herum und in Ihnen selbst, in Ihrer Wahrnehmung, Ihren Gefühlen.

Übung zum Antreiber »Sei perfekt!«

Zu Beginn sprechen Sie den Erlaubnissatz für diesen Antreiber dreimal laut vor sich hin: »Ich bin richtig, so wie ich bin. Ich darf Fehler machen.« Oder Sie wählen eine andere, für Sie passende Formulierung.

Die Übung setzt sich aus zwei Lauten zusammen: B (siehe Seite 76 f.) und I (siehe Seite 84 f.). Hier geht es darum, mit sich selbst zufrieden sein zu können, fünfe gerade sein zu lassen, sich selbst zu mögen. Mit dem B schaffen Sie sich eine Hülle, Sie erlauben sich, so zu sein, wie Sie sind, und umfassen sich schützend.

Das I unterstützt Sie darin, Ihr Selbstwertgefühl aufzubauen, es zu stärken und innerlich zu wachsen. Sie stellen sich damit bewusst in die Welt, so wie Sie sind. Gleichzeitig sprechen Sie den Erlaubnissatz innerlich mit und wenden sich dabei liebevoll an sich selbst. Indem Sie die Arme beim I nach oben und unten ausstrecken und die Bewegung von Ihrem Zentrum, dem Herzraum, ausgeht, umfasst der Erlaubnissatz Ihre gesamte Persönlichkeit – in dem zu Ihnen gehörigen Maß.

Das B – So geht's

- Umfassen Sie Ihren Oberkörper mit beiden Armen und bleiben Sie so – sich selbst umarmend – einen Moment stehen. Achten Sie dabei darauf, wie in Ihrer Mitte ein Wärmegefühl entsteht.
- Anschließend lassen Sie das B vor Ihrer Mitte etwas größer werden, die Hände rutschen dabei von der Schulter bis fast zu den Ellenbogen. So entsteht ein etwas größerer Schutzraum für Sie selbst.
- Wechseln Sie anschließend die Arme und wiederholen Sie diese Geste insgesamt fünfmal.

Darauf sollten Sie achten

- Die Eigenumarmung soll warm und liebevoll sein und Sie nicht einengen.
- Halten Sie sie so lange, dass Sie sie innerlich gut spüren können.

Das I – So geht's

- Nun folgt das I: Legen Sie die Hände auf der Brust in Herzhöhe aufeinander und gehen Sie drei Schritte nach vorne. Dabei strecken Sie beide Arme mit Schwung über vorne in eine Diagonale.
- Anschließend gehen Sie wieder drei Schritte zurück und halten die Hände wiederum in Brusthöhe. Sagen Sie innerlich oder auch laut zu sich selbst: »Ich bin richtig, so wie ich bin.«
- Halten Sie die Arme einen Moment in dieser Stellung und legen Sie sie dann wieder vor dem Herzen übereinander.
- Wiederholen Sie die Abfolge fünfmal, jeweils mit drei Schritten vor und zurück.
- Legen Sie zum Abschluss beide Hände unter der Brust zusammen und verweilen Sie einen Moment in dieser Haltung.

Darauf sollten Sie achten

- Wenn Sie nach den drei Schritten vor und zurück wieder stehen, spüren Sie gut in die Füße hinein, damit Sie einen guten Kontakt zum Boden haben.
- Die Arme sollten sich gleichmäßig und mit gleicher Intensität nach oben und unten ausstrecken.
- Spüren Sie gut in Ihre Mitte, Ihren Herzraum, hinein.

Zum Abschluss

Schließen Sie die Übung damit ab, dass Sie den Erlaubnissatz noch einmal vor sich hin sprechen: »Ich bin richtig, so wie ich bin. Ich darf Fehler machen.« Spüren Sie achtsam nach, welche Wirkung die Übung auf Sie hatte – am Körper, im Körper, um den Körper herum und in Ihnen selbst, in Ihrer Wahrnehmung, Ihren Gefühlen.

Übung zum Antreiber »Mach's den anderen recht!«

Zu Beginn sprechen Sie den Erlaubnissatz für diesen Antreiber dreimal laut vor sich hin: »Ich darf auf meine Bedürfnisse achten und sie mindestens so wichtig nehmen wie die der anderen.« Oder finden Sie eine eigene Formulierung dafür.

Die Übung setzt sich aus drei Lauten zusammen: M (siehe Seite 70 f.), O (siehe Seite 86 f.) und E (siehe Seite 82 f.). Hier geht es darum, die eigenen Bedürfnisse wahrzunehmen, ernst zu nehmen und zu respektieren, kein schlechtes Gewissen zu haben dafür, sondern sie sich bewusst zu erlauben. Sich nicht nur über die Bedürfnisse von anderen zu definieren, sondern ebenso über die eigenen. Damit richten Sie einen Energiespender für Ihr Selbstwertgefühl ein, aus dem eigenen Inneren heraus.

Beim M kommen Sie in einen wahrnehmenden Atem zwischen der Welt und sich selbst. Sie lernen, den Raum in Ihrem Maß zu begrenzen und darin zu schwingen.

Das O hilft Ihnen, die eigenen Bedürfnisse zu erkennen und ihnen Raum zu geben.

Mit dem E grenzen Sie sich gegenüber der Umwelt ab, damit Sie in Kontakt mit Ihren Bedürfnissen bleiben und diese der Welt gegenüber schützen und verteidigen können. Sie sagen: Bis hierhin und nicht weiter. So können Sie Ihren verschiedenen Aufgaben gerecht werden, ohne sich darin zu verlieren.

Das M – So geht's

- Für das M stehen Sie aufrecht, die Füße in Schrittstellung etwas voreinandergesetzt.
- Die Grundübung geht wie auf Seite 70 f. beschrieben: Halten Sie die Hände mit angewinkelten Ellenbogen auf Brusthöhe, die Handflächen zeigen nach vorne, das Gewicht liegt auf dem hinteren Fuß.
- Schieben Sie die Arme auf Brusthöhe langsam nach vorne, bis sie ganz lang sind.
- Drehen Sie die Handflächen dann um und führen Sie die Arme ebenso langsam wieder zum Körper heran, bis die Hände auf Schulterhöhe angekommen sind. Öffnen Sie dabei den Brustkorb und ziehen Sie die Schulterblätter am Rücken etwas zusammen. Gleichzeitig verlagern Sie das Gewicht vom hinteren auf den vorderen Fuß und wieder zurück.

- Hier wandeln wir diese Bewegung jetzt etwas ab: Führen Sie sie insgesamt zehnmal aus und verändern Sie bei jedem zweiten Mal die Weite, in der Ihre Arme nach vorne reichen. Bei den ersten beiden M sind sie übertrieben lang, als wollten Sie sich in der Welt verlieren und auch noch wahrnehmen, was irgendwo da draußen stattfindet. Mit jeder Zweierfolge verringern Sie die Weite ein Stück mehr, bis Sie bei den letzten beiden M in Ihrem Herzensraum angekommen sind, sodass Sie die Arme nur noch 30 bis 40 cm nach vorne ausstrecken.

Darauf sollten Sie achten
- Fühlen Sie gut in den Raum hinein, den Ihre Arme umfassen, vor allem, wenn Sie den Abstand verringern, denn das ist *Ihr* Raum, dort haben Sie am meisten Kontakt zu sich selbst, und darauf kommt es hier an.
- Sie sollten spüren, dass Sie dabei in ein Verhältnis mit sich selbst kommen.

O und E – So geht's
- Gehen Sie drei Schritte zurück und bleiben Sie stehen. Dann gehen Sie wieder drei Schritte nach vorne und bleiben wieder stehen. Sowohl beim Gehen wie auch beim Stehen stellen Sie sich einen Ihnen sympathischen Untergrund vor: warmen Sand, Waldboden, weiches Moos ...
- Jetzt folgen O und E im Wechsel: Gehen Sie drei Schritte zurück und führen Sie dann im Stehen die Hände vor der Brust übereinander, sodass die Arme ein O formen. So bilden Sie einen Schutzraum vor Ihrem Herzen, in dem Sie Ihre eigenen Bedürfnisse wahrnehmen und liebevoll bewahren.
- Halten Sie dieses O einen Moment und lassen Sie die Arme dann wieder sinken.
- Gehen Sie nun drei Schritte nach vorne, bleiben Sie stehen und überkreuzen Sie die Unterarme mit gestreckten Händen vor der Brust zum E. Legen Sie die Arme fest aneinander, sodass Sie den Kreuzungspunkt gut spüren.
- Bleiben Sie auch in dieser Haltung einen Moment stehen und lassen Sie die Arme dann sinken.
- Wiederholen Sie diesen Wechsel insgesamt fünfmal.
- Verstärken Sie den Effekt noch, indem Sie das E gleich nach dem O bilden und dann entschlossen drei Schritte nach vorne gehen.

- Lassen Sie die Arme los, gehen Sie drei Schritte zurück und formen Sie wieder das O und das E.
- Wiederholen Sie auch das fünfmal.
- Während der ganzen Übung sollten Sie eine gute Bodenhaftung haben.
- Führen Sie nun beide Hände unter der Brust zusammen und verweilen Sie einen Moment in dieser Haltung.

Zum Abschluss
- Schließen Sie die Übung ab, indem Sie den Erlaubnissatz noch einmal vor sich hin sprechen: »Ich darf auf meine Bedürfnisse achten und sie mindestens so wichtig nehmen wie die der anderen.«
- Spüren Sie achtsam nach, welche Wirkung die Übung auf Sie hatte – am Körper, im Körper, um den Körper herum und in Ihnen selbst, in Ihrer Wahrnehmung, Ihren Gefühlen.

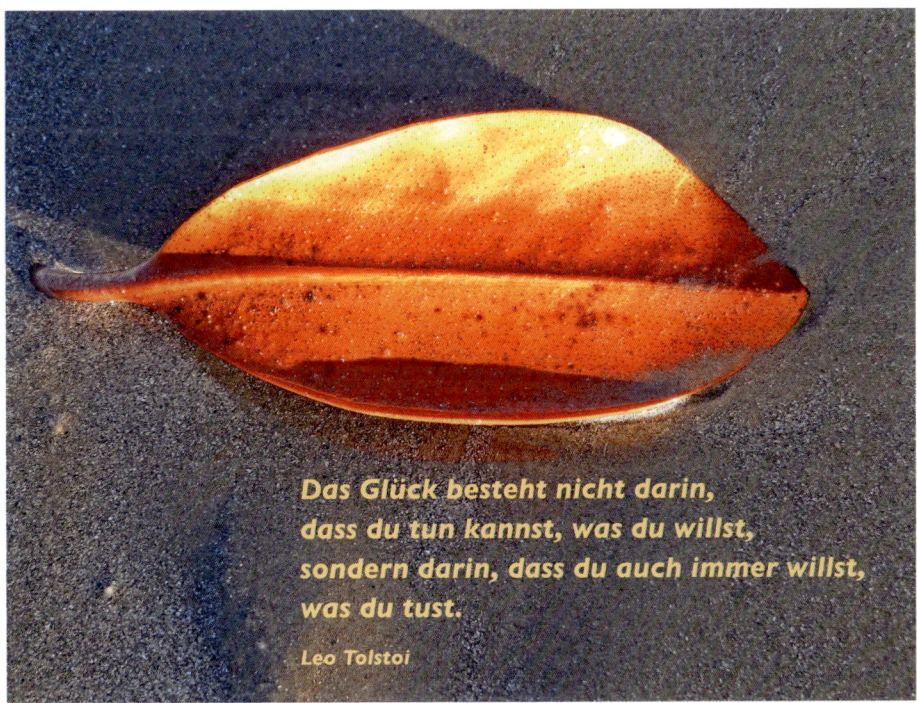

Das Glück besteht nicht darin, dass du tun kannst, was du willst, sondern darin, dass du auch immer willst, was du tust.

Leo Tolstoi

Übung zum Antreiber »Beeil dich!«

Sprechen Sie zu Beginn den Erlaubnissatz für diesen Antreiber dreimal laut vor sich hin: »Ich darf mir die Zeit nehmen, die ich brauche.« Oder formulieren Sie den Satz nach Ihren eigenen Bedürfnissen.

Die Übung setzt sich aus drei Lauten zusammen: K, D (siehe Seite 78 f.) und M (siehe Seite 70 f.). Hier geht es darum, aus einem hohen Tempo, das antreibt und pusht, in die Ruhe zu kommen. Versuchen Sie diese Hektik erst einmal bewusst als solche zu erleben, bevor Sie ebenso bewusst entspannen. Aus dieser Gelassenheit heraus können Sie jeder Aufforderung, sich zu beeilen, gelassen standhalten.

Das K ist hier eine schnelle, akzentuierte, dynamische Bewegung, bei der Sie mit Ihrer Geschwindigkeit und Ihrem Getriebensein in Kontakt kommen.

Das D bildet dazu den Gegenpol: Es holt Sie aus dem ständigen vorwärts eilenden »noch schneller« heraus und bringt Sie mehr in die Senkrechte, in Ihre Oben-Unten-Achse, in den Bezug zwischen Himmel und Erde. Sie spüren das Jetzt und verlieren sich nicht mehr im Morgen.

Mit dem M können Sie beides durchatmen, beides in ein gutes Verhältnis bringen – die Schnelligkeit und die Entschleunigung.

Vorbereitung

- Gehen Sie in schnellem Tempo fünf Schritte vor und wieder zurück, ohne innezuhalten, insgesamt fünfmal hin und her.
- Gehen Sie danach deutlich ruhiger und gemessener drei Schritte vor und zurück – insgesamt dreimal hin und her.
- Setzen Sie zum Schluss den Fuß nur einen Schritt nach vorne, und zwar extrem verlangsamt, stellen Sie den zweiten Fuß an und verharren Sie auf beiden Füßen stehend eine ganze Weile.
- Setzen Sie dann den Fuß ebenso langsam wieder zurück, stellen Sie den zweiten an und verharren Sie noch einmal.
- Wiederholen Sie auch diese Abfolge dreimal.

Das K – So geht's

- Gehen Sie jetzt wieder in schnellem Tempo fünf Schritte vor und zurück.
- Für den Laut K »schlagen« Sie bei jedem Schritt vorwärts mit der Handkante akzentuiert von oben nach unten, abwechselnd mit der rechten

und linken Hand, ähnlich wie beim Karate, als würden Sie einen Backstein zertrümmern wollen. Diese Bewegung hat allerdings keinen aggressiven oder zerstörerischen Charakter, sondern beschreibt eine Entschlossenheit und Eindeutigkeit, die aber ebenso Elastizität und positive Energie einschließt. Deshalb bleibt der Arm gebeugt, Sie »schlagen« also höchstens bis in Höhe der Hüften.

- Beim Rückwärtsgehen lassen Sie die Arme einfach hängen.
- Wiederholen Sie diese Abfolge insgesamt fünfmal.

Darauf sollten Sie achten
- Die »Handkantenschläge« sollen eindeutig sein, aber nicht hart.
- Bevor Sie damit anfangen, sollten Sie wissen, in welcher Höhe Sie stoppen wollen: auf Hüfthöhe! Die Bewegung hört nicht erst auf, wenn der Arm wieder ganz gestreckt ist!
- Wenn Sie die Arme wieder zum nächsten »Schlag« anheben, sollten sie vorher entspannt sein.

Das D – So geht's
- Jetzt folgt der langsamere Teil mit dem D: Nehmen Sie einen Stab von ungefähr 70 bis 100 cm Länge, beispielsweise einen Kupfer-Eurythmiestab (Bezugsadressen siehe Seite 149), ersatzweise auch einen Besenstiel oder Bambusstab. Halten Sie diesen Stab mit beiden Händen in Schulterbreite auf Schulterhöhe.
- Gehen Sie langsam drei Schritte und führen Sie dabei den Stab gleichmäßig körpernah und ruhig nach unten, bis die Arme lang sind.
- Im Stehen nehmen Sie den Stab unbetont wieder hoch bis auf Schulterhöhe und führen ihn dann im Rückwärtsgehen nach unten.
- Gehen Sie so dreimal hin und her. Schön langsam! Sprechen Sie dabei innerlich Ihren Erlaubnisspruch: »Ich darf mir die Zeit nehmen, die ich brauche.«
- Heben Sie als Nächstes den Stab mit gestreckten Armen hoch über den Kopf und senken Sie ihn körpernah und extrem verlangsamt ab, während Sie einen Schritt vorwärts gehen.
- Stellen Sie den Fuß an und verweilen Sie einen Moment.
- Heben Sie den Stab unbetont wieder über den Kopf, gehen Sie einen Schritt zurück und senken Sie den Stab dabei langsam-langsam-langsam wieder nach unten.

- Wiederholen Sie auch diese Schrittfolge dreimal. Sprechen Sie dabei wiederum innerlich Ihren Erlaubnisspruch: »Ich darf mir die Zeit nehmen, die ich brauche.«

Darauf sollten Sie achten
- Führen Sie den Stab entschieden, aber weich nach unten.
- Die Bewegung soll auch innerlich von oben nach unten durch den ganzen Körper gehen.

Das M – So geht's
- Schließen Sie die Übung mit dem M ab: Halten Sie die Hände mit angewinkelten Ellenbogen auf Brusthöhe, die Handflächen zeigen nach vorne. Sie stehen wiederum in Schrittstellung, das Gewicht liegt auf dem hinteren Fuß.
- Schieben Sie die Arme auf Brusthöhe langsam nach vorne, bis sie lang sind, drehen Sie die Handflächen um und ziehen Sie die Arme ebenso langsam wieder zum Körper heran, bis die Hände auf Schulterhöhe angekommen sind. Öffnen Sie dabei den Brustkorb und ziehen Sie die Schulterblätter am Rücken etwas zusammen.
- Verlagern Sie bei jeder Vorwärtsbewegung das Gewicht auf den vorderen Fuß und umgekehrt bei der Rückwärtsbewegung auf den hinteren Fuß. Führen Sie zum Abschluss beide Hände unter der Brust zusammen und verweilen Sie einen Moment in dieser Haltung.

Darauf sollten Sie achten
- Die Bewegung soll sehr gleichmäßig erfolgen.
- Die Arme sollen weich und wahrnehmend sein.
- Verlagern Sie das Gewicht behutsam von einem Fuß auf den anderen, sodass ein ruhiges Pendeln zwischen vorne und hinten entsteht.

Zum Abschluss
Schließen Sie die Übung damit ab, dass Sie den Erlaubnissatz noch einmal vor sich hin sprechen: »Ich darf mir die Zeit nehmen, die ich brauche.« Spüren Sie achtsam nach, welche Wirkung die Übung auf Sie hatte – am Körper, im Körper, um den Körper herum und in Ihnen selbst, in Ihrer Wahrnehmung, Ihren Gefühlen.

Übung zum Antreiber »Streng dich an!«

Sprechen Sie zu Beginn den Erlaubnissatz für diesen Antreiber dreimal laut vor sich hin: »Ich darf meine Aufgaben so erledigen, wie es meiner Kraft entspricht.« Oder Sie wählen eine eigene Formulierung.

Die Übung setzt sich aus drei Lauten zusammen: E (siehe Seite 82 f.), D (siehe Seite 78 f.) und O (siehe Seite 86 f.). Hier geht es darum, zu den eigenen Möglichkeiten zu stehen und nicht immer das Gefühl zu haben, noch mehr und alles noch besser machen zu müssen und sich dabei ständig zu verausgaben. Sondern sich nur so viel vorzunehmen, wie auch zu schaffen ist, und das zu akzeptieren. Das verleiht Kraft und motiviert.

Mit dem E setzen Sie die Grenze erst einmal weit weg von sich, dort, wo Sie sich überfordern. Indem Sie den Kreuzungspunkt der Arme immer näher rücken lassen, finden Sie Ihre eigene Grenze, die Ihrer derzeitigen Kraft entspricht.

Mit dem D machen Sie sich erst noch einmal die Anstrengung und den Stressraum bewusst, kommen dann aber in die Ruhe und in die Eigenwahrnehmung, in den Entspannungsraum.

Mit dem O umfassen Sie Ihr jetziges Kraftpotenzial und kommen in einen guten Bezug dazu.

Das E – So geht's

- Strecken Sie für das E die Arme in Brusthöhe weit vor sich und überkreuzen Sie die Hände an den Handkanten.
- Lassen Sie danach die Ellenbogen etwas locker und legen Sie die Unterarme übereinander.
- Holen Sie schließlich die Arme noch dichter zu sich heran und überkreuzen Sie sie am Ellenbogen, sodass der eine im anderen liegt. Die Hände bleiben gestreckt.
- Wechseln Sie mit jedem Überkreuzen die Arme, sodass mal der eine, mal der andere oben liegt.
- Wiederholen Sie dieses dreimalige Überkreuzen fünfmal, ohne zwischendurch abzusetzen.

Darauf sollten Sie achten

- Nehmen Sie den Kreuzungspunkt jedes Mal sehr bewusst wahr.
- Überkreuzen Sie die Arme nur so dicht am Körper, wie es gut für Sie ist. Sie sollten sich nicht bedrängt fühlen.
- Lassen Sie die Schultern locker.

Das D – So geht's

- Heben Sie im Vorwärtsgehen jeweils ein Bein kraftvoll so hoch an, dass der Oberschenkel auf Hüfthöhe kommt, und setzen Sie den Fuß dann ab. Die Betonung liegt auf dem Anheben, nicht auf dem Absetzen.
- Gehen Sie auf diese Weise insgesamt fünf Schritte vor.
- Jetzt folgt das D mit den Füßen: Gehen Sie ruhig und langsam fünf Schritte zurück. Machen Sie diese Schritte nicht zu groß, hetzen Sie nicht dabei, und versuchen Sie bei jedem Aufsetzen, die ganze Fußsohle und den Boden zu spüren.

Darauf sollten Sie achten

- Stellen Sie sich vor, dass Ihr Fuß beim Rückwärtsschreiten auf einem besonders schönen Untergrund aufkommt: auf weichem Moos, warmem Sand, nachgiebigem Waldboden, frisch gemähtem Gras …
- Lassen Sie sich dafür Zeit, damit Sie diese Bodenhaftung bewusst wahrnehmen können.
- Wenn Sie beim Vorwärtsgehen mit dem angehobenen Bein leicht ins Schwanken kommen, halten Sie sich an einer Tisch- oder Stuhlkante fest.

Das O – So geht's

- Wenn Sie beim Rückwärtsgehen hinten angekommen sind, folgt das O: Legen Sie die Hände in Brusthöhe übereinander, die Arme bilden dabei einen Kreis.
- Führen Sie die Arme etwa bis in Kopfhöhe, dann nach unten bis zum Unterbauch und wieder hoch bis zur Brust. Sprechen Sie dabei innerlich Ihren Erlaubnissatz: »Ich darf meine Aufgaben so erledigen, wie es meiner Kraft entspricht.«
- Wiederholen Sie das Vorangehen und das Rückwärtsschreiten sowie das O insgesamt fünfmal.

Zum Abschluss

- Führen Sie zum Abschluss beide Hände unter der Brust zusammen und verweilen Sie einen Moment in dieser Haltung.
- Schließen Sie die Übung ab, indem Sie den Erlaubnissatz noch einmal vor sich hin sprechen: »Ich darf meine Aufgaben so erledigen, wie es meiner Kraft entspricht.«
- Spüren Sie achtsam nach, welche Wirkung die Übung auf Sie hatte – am Körper, im Körper, um den Körper herum und in Ihnen selbst, in Ihrer Wahrnehmung, Ihren Gefühlen.

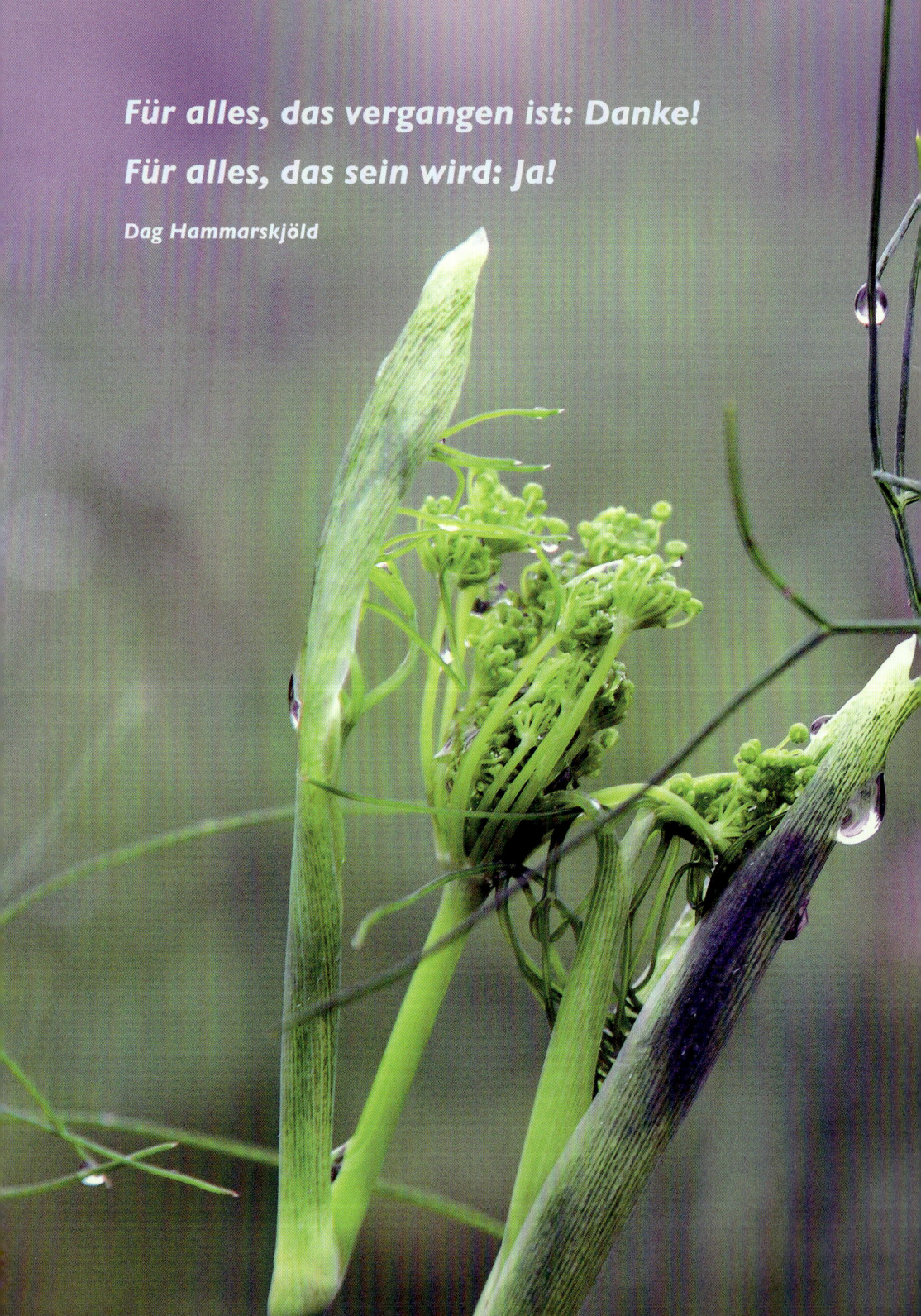

Für alles, das vergangen ist: Danke!

Für alles, das sein wird: Ja!

Dag Hammarskjöld

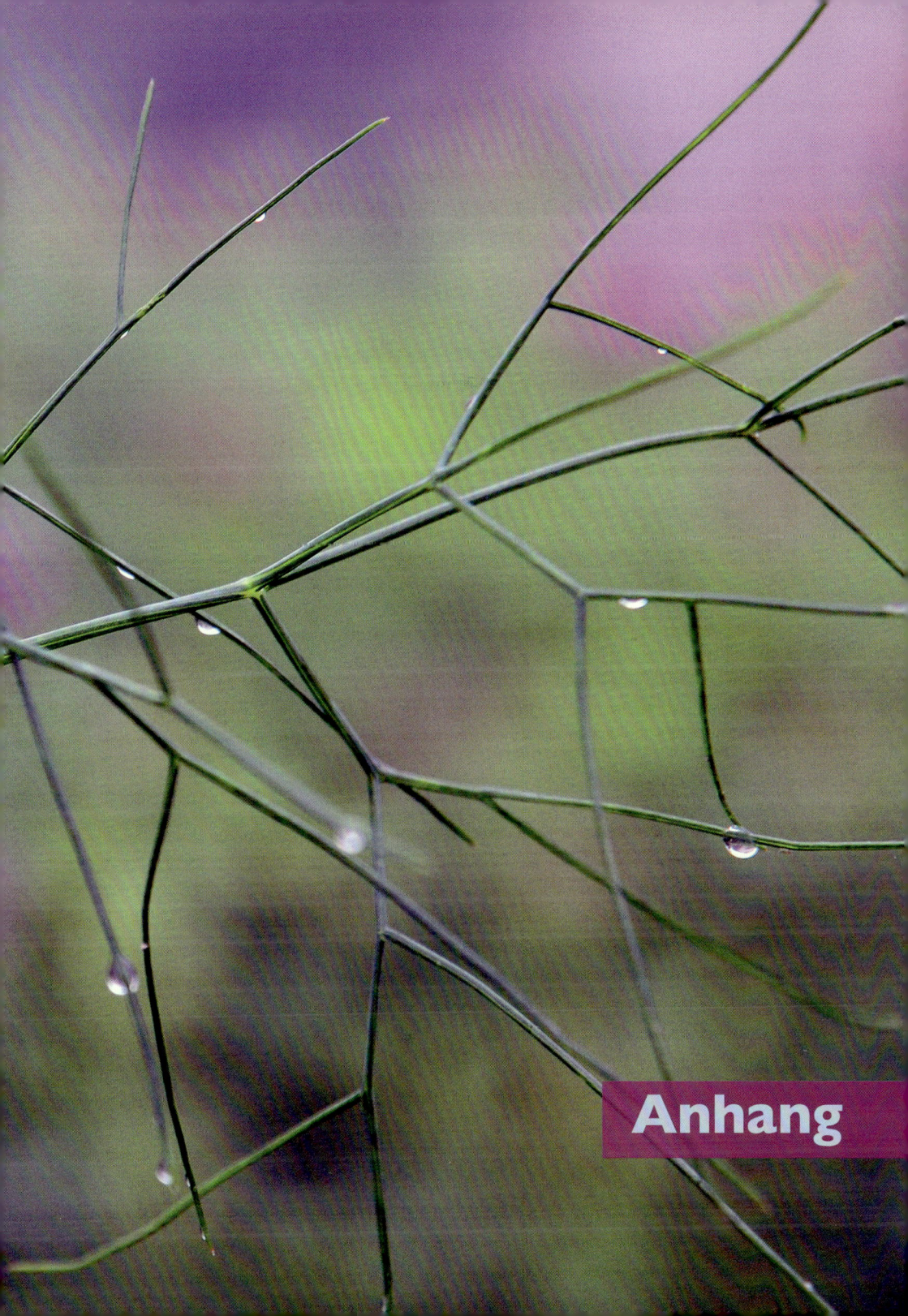

Anhang

Anmerkungen

1 Hartmut Rosa, *Beschleunigung. Die Veränderung der Zeitstrukturen in der Moderne*, Frankfurt am Main 2013; Florian Opitz, *Speed. Auf der Suche nach der verlorenen Zeit*, München 2012; A. Lohmann-Haislah, *Stressreport Deutschland 2012. Psychische Anforderungen, Ressourcen und Befinden*, Dortmund/Berlin/Dresden 2012.

2 *Stern*, Heft 40/2011.

3 DAK, nach *Focus*, 10.6.2013.

4 A. Lohmann-Haislah, *Stressreport Deutschland 2012. Psychische Anforderungen, Ressourcen und Befinden*, Dortmund/Berlin/Dresden 2012; *Stern*, Heft 40/2011.

5 *Stern*, Heft 40/2011.

6 *Arzneiverordnungsreport 2013*.

7 Michael Brater, Annette Heidekorn, Christiane Hemmer-Schanze, Nicolas Schrode, Jost Wagner, *Eurythmie in sozialen Arbeitsfeldern. Arbeitsbereiche, Aufgaben und Qualifikationsbedarf der Sozialeurythmie – Ein Forschungsbericht*, Dornach 2011.

8 Aaron Antonovsky, *Salutogenese. Zur Entmystifizierung der Gesundheit*, Tübingen 1997.

9 »Zufriedenheit im Job: Mangelware«, in: *Süddeutsche Zeitung*, siehe www.sueddeutsche.de/karriere/dgb-studie-index-gute-arbeit-zufriedenheit-im-job-mangelware-1.1033217.

10 Angela Gatterburg, »Ich verliere mein Selbst«, in: *SPIEGEL Wissen*, 1/2011, Seite 14.

11 Stefan Sauer, »Mehrheit macht nur Dienst nach Vorschrift«, in: *Frankfurter Rundschau*, siehe http://www.fr-online.de/karriere/motivation--mehrheit-macht-nur-dienst-nach-vorschrift-,1473056,26715172.html.

12 Reinhard Sprenger, *Die Entscheidung liegt bei Dir! Wege aus der alltäglichen Unzufriedenheit*, Frankfurt am Main 2010; Joachim Bauer, *Selbststeuerung, die Wiederentdeckung des freien Willens*, München 2015.

13 Peter Selg, *Mysterium Cordis. Von der Mysterienstätte des menschlichen Herzens*, Dornach 2003.

14 Siehe z.B. Rudolf Steiner, *Theosophie*, Dornach 2013; siehe auch Peter Selg, *Vom Logos menschlicher Physis. Die Entfaltung einer anthroposophischen Humanphysiologie im Werk Rudolf Steiners*, Dornach 2000 und Johannes W. Rohen, *Morphologie des menschlichen Organismus*, Stuttgart 2000.

15 Vgl. Rudolf Steiner, *Eurythmie als sichtbare Sprache* (GA 279), Dornach ⁵1990; Eduardo Jenaro, *Rudolf Steiners eurythmische Lautlehre. Ein Handbuch für die Praxis*, Stuttgart 2012.

16 Serge Maintier, *Sprache – die unsichtbare Schöpfung der Luft*, Hamburg 2014.

17 Thomas M.H. Bergner, *Burnout-Prävention. Sich selbst helfen – Das 12-Stufen-Programm*, Stuttgart 2010.

18 Hartmut Rosa, *Beschleunigung. Die Veränderung der Zeitstrukturen in der Moderne*, Frankfurt am Main 2013; Florian Opitz, *Speed. Auf der Suche nach der*

verlorenen Zeit, München 2012; Stefan Klein, *Zeit. Der Stoff, aus dem das Leben ist. Eine Gebrauchsanleitung*, Frankfurt am Main 2006; Rüdiger Safranski, *Zeit. Was sie mit uns macht und was wir aus ihr machen*, München 2015.

19 Matthias Burisch, *Das Burnout-Syndrom. Theorie der inneren Erschöpfung*, Berlin 2010.

20 Ebd., Seite 259.

21 Annette Bopp, Thomas Breitkreuz, *Bluthochdruck senken. Das 3-Typen-Konzept*, München 2013.

22 Jörg Blech, *Heilen mit Bewegung. Wie Sie Krankheiten besiegen und Ihr Leben verlängern*, Frankfurt am Main 2013.

23 Dietrich Grönemeyer, *Lebe mit Herz und Seele*, Freiburg im Breisgau 2006, Seite 81 ff.

24 Ebd.

25 Vgl. Royston Maldoom, *Tanz um dein Leben. Meine Arbeit, meine Geschichte*, Frankfurt am Main 2011.

26 Joachim Bauer, *Warum ich fühle, was du fühlst. Intuitive Kommunikation und das Geheimnis der Spiegelneurone*, München 2007, Seite 141 ff.

27 Ebd.

28 Paulo Coelho, *Der Alchimist*, Zürich 1996, Seite 37 ff.

29 Ebd., Seite 39.

30 Jon Kabat-Zinn, *Gesund durch Meditation. Das große Buch der Selbstheilung*, Frankfurt am Main 2009, Seite 98.

31 Uwe Birten, »Freundlicher zu sich selbst werden«, in: *Psychologie heute*, Juli 2013, Seite 26 ff.

32 Ebd.

33 Jon Kabat-Zinn, *Gesund durch Meditation. Das große Buch der Selbstheilung*, Frankfurt am Main 2009, Seite 35 ff.

34 Ebd., Seite 44.

35 Vgl. Rudi Ballreich, Friedrich Glasl, *Mediation in Bewegung*, Stuttgart 2007, Seite 38; Stephen Covey, *Die sieben Wege zur Effektivität. Ein Konzept zur Meisterung Ihres beruflichen und privaten Lebens*, München 2000, Seite 77.

36 Michael Ende, *Momo*, Stuttgart 2013.

37 Zitiert nach Stefan Klein, *Zeit. Der Stoff, aus dem das Leben ist. Eine Gebrauchsanleitung*, Frankfurt am Main 2006, Seite 16.

38 Vgl. Reinhard Sprenger, *Die Entscheidung liegt bei Dir! Wege aus der alltäglichen Unzufriedenheit*, Frankfurt am Main 2010.

39 Matthias Burisch, *Das Burnout-Syndrom. Theorie der inneren Erschöpfung*, Berlin 2010, Seite 259.

40 Nach: Matthias Burisch, *Das Burnout-Syndrom. Theorie der inneren Erschöpfung*, Berlin 2010, Seite 258 ff; Christian Stock, *Burnout erkennen und verhindern*, Freiburg im Breisgau 2010, Seite 53 ff.

41 Matthias Burisch, *Das Burnout-Syndrom. Theorie der inneren Erschöpfung*, Berlin 2010, Seite 259.

42 Malcolm Gladwell, *Überflieger. Warum manche Menschen erfolgreich sind und andere nicht*, Frankfurt am Main 2009.

43 Roy Baumeister, John Thierney, *Die Macht der Disziplin. Wie wir unseren Willen trainieren können*, München 2014.

44 Daniel Coyle, *Die Talent-Lüge. Warum wir (fast) alles erreichen können*, Bergisch Gladbach 2009.

45 Rudolf Steiner, *Wie erlangt man Erkenntnisse der höheren Welten?* (GA 10), Dornach 1993.

46 Rudolf Steiner, *Mysterienstätten des Mittelalters. Rosenkreuzertum und modernes Einweihungsprinzip* (GA 233a), Dornach 1980, Seite 70.

Literatur

Antonovsky, Aaron, *Salutogenese. Zur Entmystifizierung der Gesundheit*, dgv-Verlag, Tübingen 1997

Baan, Bastiaan, *Christliche Meditation. Eine Einführung*, Verlag Urachhaus, Stuttgart 2008

Ballreich, Rudi, Glasl, Friedrich, *Mediation in Bewegung*, Concadora Verlag, Stuttgart 2007

Ballreich, Rudi, Held, Wolfgang, Leschke, Matthias, *Stress-Balance. Wege zu mehr Lebensqualität*, Gesundheitspflege initiativ, Esslingen 2009

Barfod, Werner, *Die drei Phänomene eurythmischen Bewegens. Beiträge zur Vertiefung eurythmischer Grundelemente*, Verlag am Goetheanum, Dornach 1992

Barfod, Werner, *IAO und die eurythmischen Meditationen*, Verlag am Goetheanum, Dornach 1999

Bauer, Joachim, *Das Gedächtnis des Körpers. Wie Beziehungen und Lebensstile unsere Gene steuern*, Piper Verlag, München und Zürich 2009, 19. Auflage

Bauer, Joachim, *Selbststeuerung. Die Wiederentdeckung des freien Willens*, Karl Blessing Verlag, München 2015

Bauer, Joachim, *Warum ich fühle, was du fühlst. Intuitive Kommunikation und das Geheimnis der Spiegelneurone*, Heyne Verlag, München 2007, 8. Auflage

Bau-fit Studie, *Beratung und Trainingsprogramme für Baufirmen*, Nummer 38, Allgemeine Versicherungsanstalt, Österreich 1999–2000

Baumeister, Roy, Thierney, John, *Die Macht der Disziplin. Wie wir unseren Willen trainieren können*, Goldmann Verlag, München 2014

Baumgartner, Tanja, *Eurythmie und ihre Wirkungen auf Substanzen*, www.unternehmen-eurythmie.ch 2011

Baumgartner, Tanja, *Lautwesen – Mensch – Substanz. Die Methode der eurythmischen Behandlung*, www.unternehmen-eurythmie.ch 2012

Baumgartner, Tanja, Baumgartner, Stephan, Heusser, Peter, *Eurythmische Bildekraftfelder. Ätherisch-energetische Wirkungen auf Lebewesen*, Sonderdruck Eurythmieverband Schweiz 2007

Bergner, Thomas M.H., *Burnout-Prävention. Sich selbst helfen – Das 12-Stufen-Programm*, Schattauer Verlag, Stuttgart 2010

Berndt, Christina, *Resilienz. Das Geheimnis der psychischen Widerstandskraft. Was uns stark macht gegen Stress, Depression und Burn-out*, dtv Verlag, München 2013

Besser, Ralf, *Transfer – Damit Seminare Früchte tragen. Strategien, Übungen und Methoden, die eine konkrete Umsetzung in die Praxis sichern*, Beltz Verlag, Weinheim und Basel 2003, 3. Auflage

Bieri, Peter, *Wie wollen wir leben?*, Residenz Verlag, Salzburg 2012, 6. Auflage

Blech, Jörg, *Heilen mit Bewegung. Wie Sie Krankheiten besiegen und Ihr Leben verlängern*, Fischer Verlag, Frankfurt am Main 2013

Bock, Petra, *Mindfuck. Warum wir uns selbst sabotieren und was wir dagegen tun können*, Knaur Verlag, München 2011

Bock, Petra, *Mindfuck – Das Coaching. Wie Sie mentale Selbstsabotage überwinden*, Knaur Verlag, München 2013

Bopp, Annette, Breitkreuz, Thomas, *Bluthochdruck senken. Das 3-Typen-Konzept*, Gräfe und Unzer Verlag, München 2013, 2. Auflage

Brater, Michael, Büchele, Ute, Herzer, Hans, *Eurythmie am Arbeitsplatz. Die soziale Wirksamkeit künstlerischen Tuns. Erfahrungen aus einem Industriebetrieb*, Verlag Freies Geistesleben, Stuttgart 2011

Brater, Michael, Heidekorn, Annette, Hemmer-Schanze, Christiane, Schrode, Nicolas, Wagner, Jost, *Eurythmie in sozialen Arbeitsfeldern. Arbeitsbereiche, Aufgaben und Qualifikationsbedarf der Sozialeurythmie – Ein Forschungsbericht*, Verlag am Goetheanum, Dornach 2011

Brüderlin, Markus, Groos, Ulrike, *Rudolf Steiner und die Kunst der Gegenwart*, Kunstmuseum Wolfsburg, Dumont Verlag, Köln 2010

Bub-Jachens, Christa-Johanna, *Das Geheimnis Zeit. Kosmische Rhythmen und ihre Bedeutung für die Gesundheit des Menschen*, Amthor Verlag, Heidenheim 2011, 3. Auflage

Burisch, Matthias, *Das Burnout-Syndrom. Theorie der inneren Erschöpfung*, Springer Verlag, Berlin und Heidelberg 2010, 4. Auflage

Coelho, Paulo, *Der Alchimist*, Diogenes Verlag, Zürich 1996

Covey, Stephen, *Die sieben Wege zur Effektivität. Ein Konzept zur Meisterung Ihres beruflichen und privaten Lebens*, Heyne Verlag, München 2000

Coyle, Daniel, *Die Talent-Lüge. Warum wir (fast) alles erreichen können*, Ehrenwirth Verlag, Bergisch Gladbach 2009

Csikszentmihalyi, Mihaly, *Das Flow-Erlebnis. Jenseits von Angst und Langeweile, im Tun aufgehen*, Klett-Cotta Verlag, Stuttgart 2010, 11. Auflage

Ende, Michael, *Momo*, K. Thienemanns Verlag, Stuttgart 2013

Foik, Johanna, *Tanz zwischen Kunst und Vermittlung*, Kopaed Verlag, München 2008

Geisselhart, Roland, Hofmann, Christiane, *Stress ade. Die besten Entspannungstechniken*, Haufe Verlag, Freiburg im Breisgau 2013, 6. Auflage

Gladwell, Malcolm, *Überflieger. Warum manche Menschen erfolgreich sind und andere nicht*, Campus Verlag, Frankfurt am Main 2009

Goleman, Daniel, *Dialog mit dem Dalai Lama. Wie wir destruktive Emotionen überwinden können*, dtv Verlag, München 2005

Goleman, Daniel, *Emotionale Intelligenz*, dtv Verlag, München 1998, 5. Auflage

Golemann, Daniel, *Focus. The Hidden Driver of Excellence*, Bloomsbury Publishing, London 2013

Golemann, Daniel, *Konzentriert Euch. Eine Anleitung zum modernen Leben*, Piper Verlag, München 2015

Grönemeyer, Dietrich, *Lebe mit Herz und Seele*, Herder Verlag, Freiburg im Breisgau 2006

Hagemann, Christiane, *Vital-Eurythmie. Gesundheit, Spannkraft, Lebensfreude*, Selbstverlag, Hamburg 2010, 4. Auflage

Harrer, Michael E., *Burnout und Achtsamkeit*, Klett-Cotta Verlag, Stuttgart 2013

Hasler, Stefan, Heinritz, Charlotte (Hrsg.), *Den eigenen Eurythmieunterricht erforschen*, edition waldorf, Stuttgart 2014

Heller, Jutta, *Resilienz. 7 Schlüssel für mehr innere Stärke*, Gräfe und Unzer Verlag, München 2013

Hemmerich, Fritz Helmut, *Wendepunkt Burnout. Anleitungen für die Praxis. Das Salutogenese-Konzept*, Maro Verlag, Augsburg 2011

Heusser, Peter, Weinzirl, Johannes, *Rudolf Steiner – seine Bedeutung für Wissenschaft und Leben heute*, Schattauer Verlag, Stuttgart 2014

Iding, Doris, *Der kleine Achtsamkeitscoach. Wie Sie im Jetzt ankommen und zu wahrer Gelassenheit finden*, Gräfe und Unzer Verlag, München 2012

Jenaro, Eduardo, *Rudolf Steiners eurythmische Lautlehre. Ein Handbuch für die Praxis*, Verlag Freies Geistesleben, Stuttgart 2012, 2. Auflage

Kabat-Zinn, Jon, *Gesund durch Meditation. Das große Buch der Selbstheilung. Das grundlegende Übungsprogramm zur Entspannung, Stressreduktion und Aktivierung des Immunsystems*, Fischer Verlag, Frankfurt am Main 2009, 7. Auflage

Kabat-Zinn, Jon, *Im Alltag Ruhe finden. Meditationen für ein gelassenes Leben*, Knaur Verlag, München 2010

Kabat-Zinn, Jon, *Jeder Augenblick kann dein Lehrer sein. 100 Momente der Achtsamkeit*, O. W. Barth Verlag, München 2014

Karnieli, Sivan, *Wer sich bewegt, kommt zu sich selbst. Eurythmie für jeden Tag*, Futurum Verlag, Basel 2013

Kast, Bas, *Wie der Bauch dem Kopf beim Denken hilft. Die Kraft der Intuition*, Fischer Verlag, Frankfurt am Main 2007

Klein, Stefan, *Zeit. Der Stoff, aus dem das Leben ist. Eine Gebrauchsanleitung*, S. Fischer Verlag, Frankfurt am Main 2006

Klingenberger, Hubert, Zintl, Viola, *Ich – stark. Sich und andere verstehen, Entscheidungen treffen, Konflikte wagen und bestehen*, Don Bosco Verlag, München 2001

Kries, Mateo, Vegesack, Alexander von, *Rudolf Steiner – die Alchemie des Alltags*, Katalog zur Ausstellung, Vitra Design Museum, Weil am Rhein 2010

Lehrhaupt, Linda, Meibert, Petra, *Stress bewältigen mit Achtsamkeit. Zur inneren Ruhe kommen durch MBSR*, Kösel Verlag, München 2010

Lusseyran, Jacques, *Ein neues Sehen der Welt. Gegen die Verschmutzung des Ich*, Verlag Freies Geistesleben, Stuttgart 2010

Maintier, Serge, *Sprache – die unsichtbare Schöpfung der Luft*, Verlag Dr. Kovac, Hamburg 2014

Maldoom, Royston, *Tanz um dein Leben. Meine Arbeit, meine Geschichte*, Fischer Verlag, Frankfurt am Main 2011

Mannschatz, Marie, *Buddhas Anleitung zum Glücklichsein. Fünf Weisheiten, die Ihren Alltag verändern*, Gräfe und Unzer Verlag, München 2010, 6. Auflage

Mannschatz, Marie, *Meditation. Mehr Klarheit und innere Ruhe*, Gräfe und Unzer Verlag, München 2005

Meier-Gantenbein, Karl F., Spät, Thomas, *Handbuch Bildung, Training und Beratung. Zehn Konzepte der professionellen Erwachsenenbildung*, Beltz Verlag, Weinheim 2006

Meyer, Frank, *Besser leben durch Selbstregulation. Ein heilsamer Begleiter durch Gesundheit und Krankheit,* Info3 Verlagsgesellschaft, Frankfurt am Main 2011, 3. Auflage

Meyer, Frank, *Burnout. Neue Kraft schöpfen,* Gräfe und Unzer Verlag, München 2013

Nissen-Schnürer, Maren, *Der bewegte Weg zur Gesundheit: Heil-Eurythmie,* Verlag Chr. Möllemann, Paderborn 1996

Opitz, Florian, *Speed. Auf der Suche nach der verlorenen Zeit,* Goldmann Verlag, München 2012

Peters, Markus, *Gesundmacher Herz. Wie es uns steuert, verbindet und heilt,* VAK Verlag, Freiburg im Breisgau 2013

Pigani, Erik, *Entschleunigen. Das kleine Übungsheft,* Trinity Verlag, Berlin und München 2011

Rankin, Lissa, *Mind Over Medicine. Warum Gedanken oft stärker sind als Medizin,* Kösel Verlag, München 2014

Reckwitz, Andreas, *Die Erfindung der Kreativität. Zum Prozess gesellschaftlicher Ästhetisierung,* Suhrkamp Verlag, Berlin 2013, 3. Auflage

Ressel, Hildegard, *Was ich wirklich will. Wie man den eigenen Wünschen und Fähigkeiten nicht länger selbst im Weg steht,* Fischer Taschenbuch, Frankfurt am Main 2010, 7. Auflage

Ricard, Matthieu, *Meditation,* Knaur Verlag, München 2011

Roediger, Eckhard, *Besser leben lernen. Innere Balance zwischen Wunsch und Wirklichkeit,* Verlag Urachhaus, Stuttgart 2015, 4. Auflage

Rohen, Johannes W., *Eine funktionelle und spirituelle Anthropologie,* Verlag Freies Geistesleben, Stuttgart 2009

Rohen, Johannes W., *Morphologie des menschlichen Organismus,* Verlag Freies Geistesleben, Stuttgart 2000

Rosa, Hartmut, *Beschleunigung. Die Veränderung der Zeitstrukturen in der Moderne,* Suhrkamp Verlag, Frankfurt am Main 2013, 9. Auflage

Rümke, Annejet, *Burn-out-Sprechstunde. Frühsymptome erkennen, wirksam vorbeugen, neu leben lernen,* Verlag Urachhaus, Stuttgart 2012

Safranski, Rüdiger, *Zeit. Was sie mit uns macht und was wir aus ihr machen,* Carl Hanser Verlag, München 2015, 2. Auflage

Scharmer, C. Otto, *Theorie U. Von der Zukunft her führen. Presencing als soziale Technik,* Carl Auer Verlag, Heidelberg 2007

Scharmer, C. Otto, Käufer, Katrin, *Von der Zukunft her führen. Theorie U in der Praxis,* Carl Auer Verlag, Heidelberg 2014

Schmalenbach, Bernhard, *Kunst in der Ausbildung sozialer Berufe,* Kopaed Verlag, München 2011

Schulz von Thun, Friedemann, *Miteinander reden. Störungen und Klärungen,* Weltbild Verlag, München 2000

Schwabe, Ulrich, Paffrath, Dieter, *Arzneiverordnungsreport 2013,* Springer Verlag, Heidelberg und Berlin 2013

Selby, John, Hannam, Paul, *Mind Management. Das Praxisbuch,* dtv Verlag, München 2006

Selg, Peter, *Mysterium Cordis. Von der Mysterienstätte des menschlichen Herzens,* Verlag am Goetheanum, Dornach 2003

Selg, Peter, *Vom Logos menschlicher Physis. Die Entfaltung einer anthroposophischen Humanphysiologie im Werk Rudolf Steiners,* Verlag am Goetheanum, Dornach 2000

Sellin, Rolf, *Bis hierher und nicht weiter. Wie Sie sich zentrieren, Grenzen setzen und gut für sich sorgen,* Kösel Verlag, München 2014

Sprenger, Reinhard, *Die Entscheidung liegt bei Dir! Wege aus der alltäglichen Unzufriedenheit,* Campus Verlag, Frankfurt am Main 2010

Steiner, Rudolf, *Andacht und Achtsamkeit. Stufen des Wahrnehmens,* Rudolf Steiner Verlag, Basel 2014

Steiner, Rudolf, *Die Nebenübungen. Sechs Schritte zur Selbsterziehung,* Rudolf Steiner Verlag, Dornach 2012, 4. Auflage

Steiner, Rudolf, *Eurythmie als sichtbarer Gesang* (GA 278), Rudolf Steiner Verlag, Basel 2015, 6. Auflage

Steiner, Rudolf, *Eurythmie als sichtbare Sprache* (GA 279), Rudolf Steiner Verlag, Dornach 1990, 5. Auflage

Steiner, Rudolf, *Herzdenken. Über inspiratives Erkennen,* Rudolf Steiner Verlag, Basel 2014

Steiner, Rudolf, *Mysterienstätten des Mittelalters. Rosenkreuzertum und modernes Einweihungsprinzip* (GA 233a), Rudolf Steiner Verlag, Dornach 2013, 6. Auflage

Steiner, Rudolf, *Nervosität und Ichheit. Stressbewältigung von innen,* Rudolf Steiner Verlag, Dornach 2015, 4. Auflage

Steiner, Rudolf, *Rückschau. Übungen zur Willensstärkung,* Rudolf Steiner Verlag, Dornach 2009

Steiner, Rudolf, *Wie erlangt man Erkenntnisse der höheren Welten?* (GA 10), Rudolf Steiner Verlag, Dornach 1993, 24. Auflage

Stock, Christian, *Burnout erkennen und verhindern,* Haufe Verlag, Freiburg im Breisgau 2010

Tarr, Irmtraud, *Loslassen – die Kunst, die vieles leichter macht,* Herder Verlag, Freiburg im Breisgau 2008, 2. Auflage

Thich Nhat Hanh, *Achtsam sprechen – achtsam zuhören. Die Kunst der bewussten Kommunikation,* O.W. Barth Verlag, München 2014

Thich Nhat Hanh, *Klar wie ein stiller Fluss. Gedanken zur Achtsamkeit im Alltag,* Werner Kristkeitz Verlag, Leimen 1992

Thomann, Christoph, Schulz von Thun, Friedemann, *Klärungshilfe. Handbuch für Therapeuten, Gesprächshelfer und Moderatoren in schwierigen Gesprächen,* Rowohlt Verlag, Reinbek bei Hamburg 1998

Tolle, Eckhart, *Leben im Jetzt. Lehren, Übungen und Meditationen,* Arkana Verlag, München 2001

Treichler, Markus, *Das erschöpfte Ich. Burnout erkennen, verstehen, vermeiden,* Gesundheitspflege initiativ, Esslingen 2013

Vlek, Radim, *Workshop Improvisationstheater. Übungs- und Spielesammlung für Theater-*

arbeit, *Ausdrucksfindung und Gruppendynamik*, Auer Verlag, Donauwörth 2003,
    3. Auflage

Wagner-Link, Angelika, *Verhaltenstraining zur Stressbewältigung. Arbeitsbuch für Therapeuten und Trainer*, Klett-Cotta Verlag, Stuttgart 2009

Weiss, Halko, Harrer, Michael E., Dietz, Thomas, *Das Achtsamkeits-Buch*, Klett-Cotta
    Verlag, Stuttgart 2012, 6. Auflage

Wember, Valentin, *Willenserziehung. 60 pädagogische Angaben Rudolf Steiners*, Stratos
    Verlag, Stuttgart 2014, 2. Auflage

Wormer, Paul, *Vital und selbstbestimmt. Aktiv gegen Stress und Erschöpfung*, Verlag
    Urachhaus, Stuttgart 2014

Zajonc, Arthur, *Aufbruch ins Unerwartete. Meditation als Erkenntnisweg*, Verlag Freies
    Geistesleben, Stuttgart 2014, 2. Auflage

Zeitschriften

Achtsamer leben, zu sich kommen. Wie wir uns schützen, wenn alles zu viel wird, Stern
    »Gesund leben«, 6/2014

Das überforderte Ich. Stress – Burnout – Depression, SPIEGEL Wissen, 1/2011

Die innere Weite finden. Das belebende und stabilisierende Konzept der Vitaleurythmie,
    Info 3, Dezember 2012

Freundlicher zu sich selbst werden. Warum Achtsamkeit gegen Selbstsabotage hilft, Interview von Uwe Birten mit Matthias Hammer und Andreas Knuf, Psychologie
    heute, Juli 2013

Gelassenheit, die Kunst der Seelenruhe, Spiegel Wissen 4/2015

Ich bin okay. Wie Sie Selbstzweifel besiegen und lernen, an sich selbst zu glauben, Psychologie heute, Heft 38/2014

Neustart. Weil es so guttut, sein Leben zu verändern, Stern »Gesund leben«, 1/2015

Patient Seele. Wie die Psyche wieder ins Gleichgewicht kommt, SPIEGEL Wissen, 1/2012

Projekt ICH. Neue Strategien für ein besseres Leben, SPIEGEL Wissen, 3/2013

Schöner Stress. Warum anstrengende Zeiten das Leben bereichern können, Psychologie
    heute, August 2015

Total erschöpft, Stern 40/2011

Wege aus dem Stress. Wie sich Burnout, Ängste und Depressionen überwinden lassen, GEO
    Kompakt, 40/2014

*Weniger ist genug. Warum Perfektionismus uns krank macht und was wir dagegen tun
    können*, Stern »Gesund leben«, 2/2015

Internet-Adressen und Bezugsquellen

www.vitaleurythmie.de
 Die zentrale Homepage zur Vitaleurythmie mit allen aktuellen Informationen und Veranstaltungen sowie dem Netzwerk Vitaleurythmie
www.alanus.edu
 Alanus Hochschule, Alfter, mit dem Fachgebiet Eurythmie und dem Zertifikats-kurs Vitaleurythmie
www.unternehmen-eurythmie.ch
 Homepage von Tanja Baumgartner mit Kursen und Forschung über die Wirksam-keit von Eurythmie bei Pflanzen und Eurythmie-Massage
www.eurythmie-info.de
 Berufsverband der Eurythmisten in Deutschland e.V.
www.eurythmie-verband.ch
 Berufsverband der Eurythmisten in der Schweiz
www.berufsverband-heileurythmie.de
 Berufsverband der Heileurythmisten in Deutschland
www.eurythmyart.com
 Homepage von Noèmi Böken zur Situativen Eurythmie
www.euritmie.nl
 Homepage von Annemarie Ehrlich, Institut für Eurythmie im Arbeitsleben in Den Haag/Niederlande
www.bewegung-im-unternehmen.de
 Homepage von Stefan Gühring zu Eurythmie in Betrieben
www.unternehmung-eurythmie.com
 Homepage von Sivan Karnieli zu Eurythmie-Seminaren für Organisationen und Betriebe
www.srmk.goetheanum.org
 Sektion für redende und musizierende Künste an der Freien Hochschule für Geis-teswissenschaften, Goetheanum, Dornach/Schweiz
www.gesundheit-aktiv.de
 Homepage des Bürger- und Patientenverbandes GESUNDHEIT AKTIV – Anthro-posophische Heilkunst e.V., Berlin
www.hilden.ch
 Metallatelier Hilden, Bezugsquelle für Kupferstäbe und Kugeln
www.waldorfshop.eu
 Bezugsquelle für Eurythmiestäbe und -kugeln

Stichwortverzeichnis

Bildnachweis

Die Autoren

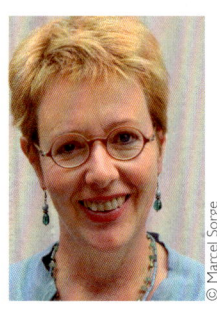

Christiane Hagemann, geboren 1957, ist freiberufliche Eurythmistin und Heileurythmistin in Hamburg und unterrichtet seit über 30 Jahren Eurythmie in der Erwachsenenbildung. Sie arbeitete viele Jahre an der Eurythmie-Bühne Hamburg, mit Klein- und Schulkindern, Senioren sowie mit Studierenden am Musik- und Priesterseminar. Sie war Mitgründerin der Eurythmieausbildung »4.D« in Hamburg (2007–2013) und ist seit 2009 Dozentin für Vitaleurythmie an der Alanus Hochschule in Alfter, seit 2014 auch für die Vitaleurythmie-Zertifikats-Weiterbildung. Zusammen mit Michael Werner entwickelte sie das Konzept der Vitaleurythmie als Anti-Stress-Methode. Sie gibt regelmäßig Seminare und Workshops auf Tagungen und Kongressen im In- und Ausland.

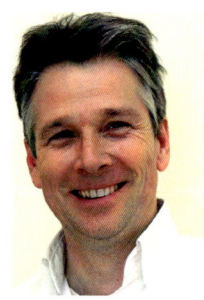

Michael Werner, geboren 1964, war im ersten Beruf Schreiner und Unternehmer in der Holzbranche. Von 1989 bis 1993 studierte er Eurythmie an der Eurythmieschule Hamburg und war unter anderem an der Eurythmie-Bühne Hamburg tätig. Seit 1995 unterrichtet er Eurythmie an der Rudolf Steiner Schule in Hamburg-Bergstedt. 2003 absolvierte er eine Ausbildung zum Berater und Organisationsentwickler und leitet seither Beratungsprojekte im In- und Ausland. Von 2010 bis 2015 war er Koordinator des Projekts »Eurythmiepädagogische Forschung« an der Alanus Hochschule in Alfter und ist dort auch forschend sowie als Dozent in der Zertifikats-Weiterbildung Vitaleurythmie tätig.
www.vitaleurythmie.de

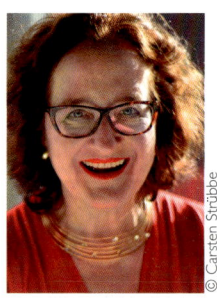

Annette Bopp, geboren 1952, ist Diplom-Biologin und seit 1983 Journalistin für Medizin und Kultur in Hamburg, seit 1988 freiberuflich. Sie arbeitete unter anderem für *GEO*, die *Süddeutsche Zeitung*, *Die Zeit*, *Brigitte* und die *Stiftung Warentest*. Seit 2003 verantwortet sie als Chefredakteurin die Zeitschrift *medizin individuell* und seit 2015 das Magazin des Bürger- und Patientenverbandes *GESUNDHEIT AKTIV*. Allein und als Ko-Autorin hat sie über 30 Bücher veröffentlicht. Im Verlag Urachhaus erschienen von ihr *Die Havelhöher Herzschule*, *Genussküche fürs Herz* sowie *Unser Kind hat Krebs*.
www.annettebopp.de